U0253599

腹腔镜膈肌手术学

朱锦辉　主编

上海科学普及出版社

图书在版编目（ＣＩＰ）数据

腹腔镜膈肌手术学 / 朱锦辉主编. —上海：上海
科学普及出版社，2024.4
　　ISBN 978-7-5427-8665-4

　　Ⅰ．①腹… Ⅱ．①朱… Ⅲ．①腹腔镜检－外科手术
Ⅳ．①R656.05

中国版本图书馆 CIP 数据核字(2024)第 062491 号

责任编辑　刘宝良

腹腔镜膈肌手术学
朱锦辉　主编
上海科学普及出版社出版发行
（上海中山北路 832 号　　邮政编码　200070）
http：//www.pspsh.com

各地新华书店经销　　　江苏图美云印刷科技有限公司印刷
开本 787×1092　　1/16　　印张 7.5　字数 150 千字
2024 年 4 月第 1 版　　　2024 年 4 月第 1 次印刷

ISBN　978-7-5427-8665-4　　定价：88.00 元

　　膈肌疾病是一类临床常见但又极易被忽视的疾病，其起病缓慢，逐步出现症状，表现出呼吸困难、胸腹部胀痛、便秘等不适。笔者关注这一类疾病十余年，也开展了浙江省首个膈肌疾病的专科门诊，积累了一定的临床经验，特别是在腹腔镜下手术积累了较丰富的经验。同时，也关注到国内尚无关于膈肌疾病的专著，国外也仅有数本，既往膈肌疾病也较多通过胸腔镜方式进行手术，临床实践中发现腹腔镜处理膈肌手术有其独特的优势，因此萌发了写一本关于腹腔镜下膈肌手术学的想法。因为平时临床和科研任务较重，撰写过程断断续续，3 年多的时间才逐步撰写完成。

　　本书主要从手术学的角度对膈肌常见疾病的基础知识、患者选择、术前准备、术后康复等进行了介绍，着重对手术操作进行了图文并茂的描述，希望能给对腹腔镜膈肌手术感兴趣的读者提供帮助。由于笔者水平所限，书中尚有很多不当之处，也请读者见谅和提供宝贵的意见，以便在再版的时候进行修正。

朱锦辉

2023 年春

本书编委会

主编 朱锦辉（浙江大学医学院附属第二医院）

编者 邵　钱（宁波市妇幼保健院）

　　　　付瑞标（浙江大学医学院附属第二医院）

　　　　陈　曦（浙江大学医学院附属第二医院）

　　　　王重钰（浙江大学医学院附属第二医院）

　　　　崔新华（浙江省荣军医院）

　　　　贾黎华（金华市中医院）

作者介绍

朱锦辉，医学博士，浙江大学党委统战部副部长，浙江大学附医学院属第二医院肝胆胰外科副主任，主任医师，博士生导师，英国伦敦大学访问学者

◆ 世界内镜医师协会肝胆胃肠微创外科联盟副理事长

◆ 中国医促会转移性肿瘤治疗学分会常委

◆ 浙江省医学会外科学分会胰腺炎学组副组长

◆ 国家医学考试中心命题专家委员会委员

◆ 中国医促会临床实用技术分会委员

◆ 中国抗癌协会中西医整合胆道肿瘤专业委员会委员

◆ 中国抗癌协会肿瘤支持分会外科学组委员

◆ 中国抗癌协会浙江省分会热疗委员会委员

◆ 华东肝癌外科青年联盟成员

◆ 《中国普通外科杂志》《中华肝脏病外科（电子版）》中青年编委

◆ 《Austin Journal of Obesity and Metabolic Syndrome》杂志编委

◆ 浙江省、广东省、湖北省、安徽省、上海市自然科学基金评审专家

◆ 主持国家自然科学基金3项，以及浙江省重点研发项目在内的项目6项，获得浙江省科技进步二等奖、三等奖、医药卫生科技奖一等奖、二等奖等共5项；发表SCI论文30余篇，国内核心期刊论文30余篇，获得国家专利4项

◆ 擅长肝、胆、胰及膈肌疾病的诊治，特别是上述疾病的腹腔镜微创手术治疗，在肝、胆、胰肿瘤的转化治疗，微创手术治疗及抗肿瘤综合治疗方面具有丰富的经验。并开设膈肌疾病专科门诊多年，在膈肌疾病的诊治方面积累了丰富的经验

目 录 　　CONTENTS

膈肌的组胚、发育、解剖和生理功能

一、膈肌的组胚学及发育

1.人体原始横膈的发生：由于胚体两侧和头尾两端向腹侧卷曲的结果，心包与腹膜腔互相接近，两腔之间的一层间充质组织成为原始横膈。原始横膈从腹侧体壁向背侧延伸，但此膈尚不完整，在其背侧有左右胸膜腔管穿行。在胚胎第4周初，肝芽侵入原始横膈的尾侧，并在该处增生发育。当肝逐渐发育分化增大时，便与原始横膈分离，突向腹膜腔，但在两者之间仍有一薄膜相互连接，即为以后的肝冠状韧带。由于心脏位于原始横膈的头侧，胚体早期的卵黄静脉、脐静脉和总主静脉的根段都穿行原始横膈入心。

2.胸膜腔与腹膜腔的分隔：胚发育第4周末，由于肺芽的迅速生长及扩展，体腔管扩大为胸膜腔，其尾端与腹膜腔交界处，即在原始横膈的背外侧缘，左右各发生一新月状皱襞，突向胸腹膜管，称胸腹膈膜。胚胎发育第6～7周，肺不断扩张，肝逐渐下降，胸腹膜腔相继扩大，胸腹膈膜也逐渐向腹内侧伸展，使胸腹膜管不断缩小。第7周时，胸腹膈膜与食管背系膜、腹系膜和原始横膈的背外侧缘融合，胸腹膜管封闭，胸膜腔与腹膜腔完全分开。右侧胸腹膜管封闭早于左侧，因此，左侧胸膜腔、腹膜腔之间的不正常交通更为常见。

3.膈的形成：胸腹膜管完全封闭后，胸腔脏器和腹腔脏器便由间充质膈膜分离开，此膈膜即为未来膈的框架。膈由以下4部分形成：①原始横膈：形成膈的腹侧中央部，将来分化为膈的中心腱；②食管背系膜：形成膈的背正中部，起源于右膈脚的肌纤维在左侧向上横贯，并以弹弓状环路环绕食管孔；③胸腹膈膜：由胸腹腔膜形成膈的背外侧部；④两侧及背外侧体壁向内侧伸展，形成膈的周缘部。胚胎早期，原始横膈的位置较高，位于颈部体节的对侧。膈神经（第3、第4、第5颈神经的分支）和相应生肌节的成肌细胞长入膈膜。以后，由于肺的发育和心的下降，原始横膈也向胚体尾端移动，至胚胎第3个月初，移至第1腰节水平。膈神经支配膈的中心腱部；膈的周缘部由体壁的间充质形成，故由肋间神经支配。膈内肌组织的发生是多源性的，一部分来自颈部的生肌节，另一部分由局部间充质分化而成，胸部的生肌节也可能参与膈内肌组织的形成。成肌细胞逐渐分化形成肌性膈及其纤维性中心腱，其纤维分层交叉排列，以加强膈的升降运动。

4.膈肌的发育：依赖于肌肉、神经和脉管系统的协同发展。然而膈肌的发育缺陷是普遍的，尤其是先天性膈疝，通常是出生缺陷的致命原因之一。

二、解剖学

膈肌位于胸腹腔之间，封闭胸廓下口，是中央部较平坦、两侧向上隆凸的穹窿形薄肌，膈穹窿左低右高。

膈肌中央部称中心腱，为腱膜，呈三叶状，周围部为肌纤维。中心腱占膈肌表面积的15.2％，其余为肌性部分。根据肌纤维起始部位不同分为胸骨部、肋部和腰部。膈肌各部起点不同，胸骨部起自剑突后面，肋骨部起自下6对肋骨和肋软骨，腰部的内侧肌束以左、右2个膈脚起自上2～3个腰椎体，外侧肌束起自内外侧弓状韧带。各部起点间缺乏肌纤维，形成肌间裂隙。裂隙上、下面仅覆以筋膜和胸膜或腹膜，成为膈肌的薄弱区。有人根据膈肌的肌间筋膜裂隙及肌纤维走行，在人体标本上分别测出膈肌胸骨部、肋部和腰部的表面积占整个膈的1.8％、57.4％、25.6％。膈上有3个裂孔：在第12胸椎前方，左右两个膈脚与脊柱之间的主动脉裂孔，降主动脉和胸导管在此通过；主动脉裂孔的左前上方，约与第10胸椎水平，有食管裂孔，食管和迷走神经前后干在此通过；在食管裂孔的右前上方的中心腱内有腔静脉孔，约与第8胸椎水平，内通过下腔静脉，右膈神经。

膈肌的血液供应非常丰富，主要有4支供血血管，分别是膈下动脉、膈上动脉、肌膈动脉以及第5肋间动脉和肋下动脉的部分分支，并在膈肌内形成广泛的侧支吻合。其中，膈下动脉为膈肌的主要供血血管，主要由腹主动脉发出，分左右膈下动脉，分布于膈肌和腹壁，该动脉发出肾上腺上动脉后，左膈下动脉二级血管经左膈脚向前走行，在中心腱左叶右缘、食管后方分为前、后两支。前支在中心腱前叶与左叶交界处前行，穿过膈肌到膈肌胸膜下，于膈肌中心腱左叶发出3条分支，一支横向走行与左心包膈动脉交通，营养中心腱左叶及心包，一支走行向前，营养膈肌中心腱中间叶左部和膈肌胸骨部左部，一支走行向左前侧，营养膈中心腱左叶前部和膈肌肋部。后支向后外走行，分布于中心腱左叶后部及膈肌腰部。有前、后两支静脉与左膈下动脉前、后分支伴行，并汇入左膈下静脉，与左膈下动脉伴行，注入左侧肾上腺静脉。右膈下动脉经右膈脚向前走行，在下腔静脉的后方、中心腱右叶左方分为前、后两支。前支紧贴下腔静脉右后侧向前方走行，穿过膈肌到膈肌胸膜下，于膈肌中心腱右叶发出3条分支，一支横向走行与右心包膈动脉交通，营养中心腱右叶及心包，一支走行向前，营养膈肌中心腱中间叶右部和腱肌胸骨部右部，一支走行向右前侧，营养膈肌中心腱右叶前部和膈肌肋部。后支向后外走行，分布于中心腱右叶后部及膈肌腰部。有前、后两支静脉与右膈下动脉前、后分支伴行，两者均起源于膈肌肌性部，前属支横行向左，注入下腔静脉的右前方，后属支沿中心腱边缘行走，行向前内侧，注入下腔静脉后外侧。膈下动脉及其分支广泛分布在中心腱和膈肌胸骨部、肋骨、腰部。膈由膈神经支配，膈神经在胸腔内沿纵隔两侧下行，并在心包膈肌移行处进入膈肌。

膈神经从颈丛发出，由第3、第4、第5对颈神经的前支组成，在锁骨下动静脉间进入胸廓后，与心包膈动静脉伴行，在胸腔内沿纵隔两侧下行，并在心包膈肌移行处进入膈肌。膈神经属于混合神经，其运动纤维支配膈肌的运动，感觉纤维分布于胸膜、心包以及膈下面的部分浆膜。一般认为，右膈神经的感觉纤维还可分布到肝、胆囊和胆道系统。膈神经受到损伤后，同侧半膈肌的功能受影响，表现为腹式呼吸减弱或消失，严重者可有窒息感。膈神经受到刺激时可发生呃逆。

副膈神经为颈丛一不恒定分支，常见于一侧。该神经发出部位变化较大，多发自第4、第5颈神经，亦见起自第6颈神经。发出后先在膈神经外侧下行，于锁骨下静脉上方或下方加入膈神经。

三、生理功能

膈肌为重要的呼吸肌。膈肌收缩时下移使得胸腔负压增大，胸腔变大变宽，以助吸气；膈肌松弛时上升恢复原位，胸腔和胸壁下垂，以助呼气。膈肌与腹肌同时收缩，则能增加腹压，协助排便、排尿、呕吐、咳嗽、打喷嚏及分娩等活动。另外，膈肌不仅参与正常机体功能的调控，如抗反流和吞咽功能障碍，也参与异常情绪的调节和慢性疼痛的缓解。膈肌相当于胸腹之间的泵，通过压迫下腔静脉的血液，迫使其向上进入右心房以助填满心脏。当腹部淋巴管也被压缩时，胸腔内负压有助于其向上通过胸导管。此外，胸导管内的瓣膜可以防止胸腔内淋巴液的回流。

参考文献

1. 李和，李继承. 组织学与胚胎学（第 3 版）. 北京：人民卫生出版社，2015.

2. 丁文龙，刘学政.系统解剖学（第 9 版）. 北京：人民卫生出版社，2018.

3. Kanwal Naveen S. Bains; Sarah L. Lappin.Anatomy, Thorax，Diaphragm.Treasure Island (FL): StatPearls Publishing, 2018.

4. Janusz Kocjan, Mariusz Adamek, Bożena Gzik-Zroska, Damian Czyżewski, Mateusz Rydel. Network of breathing. Multifunctional role of the diaphragm: a review. Response to the letter to Editor of Prof. Bordoni.Adv. Respir. Med, 2017, 85: 292–293.

5. Finta R, Nagy E, Bender T. The effect of diaphragm training on lumbar stabilizer muscles: a new concept for improving segmental stability in the case of low back pain.J Pain Res. 2018, 28, 11: 3031－3045.

6. Sefton EM，Gallardo M，Kardon G.Developmental origin and morphogenesis of the diaphragm, an essential mammalian muscle. Dev Biol. 2018, 15,440(2):64－73.

（朱锦辉　贾黎华）

膈膨升

膈膨升（eventration of the diaphragm）是指因先天性横膈肌纤维发育不良或因膈神经麻痹所引起的横膈异常抬高。由于膈肌先天性发育不良，肌纤维层或胶原纤维层不同程度的缺陷，膨出的横膈为纤维膜性结构，常伴有患侧膈肌的反常运动。临床上表现以呼吸道症状为主的综合征。

一、概述

胚胎第 8～10 周，横膈发育后期，来自中胚层的肌颈节长入由胸腹膜皱褶形成的膈内。如果整个胸腹膜所组成的横膈中未能接受肌纤维的长入，将形成一侧或双侧完全性膈膨升。如能部分长入胸腹膜之间就形成部分性膈膨升。部分性膈膨升是一侧膈的前、后外侧和中央的肌肉发育不良或肌纤维缺失。

先天性膈膨升大多限于一侧，婴幼儿右侧多见，部分性膈膨升也以右侧多见，双侧膈膨升罕见。男婴受累多于女婴，约为 2∶1。

膈膨升按病因学分类通常分为先天性和获得性两种。先天性膈膨升是因为胚胎发育过程中膈肌未发育或肌化不全，亦可为原发性膈神经不发育或两者均有之，常与发育异常相关联，部分患者有染色体的异常表现。后天获得性膈膨升常常是因膈神经损伤所致，也谓麻痹性膈膨升，可由产伤、手术损伤、炎症感染或新生物压迫受累而引起。产伤者常见于臀位难产，特发性膈神经麻痹及膈肌膨出可能是亚临床病毒感染所致。

二、病理解剖

解剖学分类分为完全性一侧膈膨升、部分膈膨升和双侧膈膨升。部分膈膨升分为：前部、后部及中间部。

完全性一侧膈膨升，其膈神经是完整的。整个横膈无肌纤维存在，横膈抬高明显，患侧肺被压缩，可伴有肺发育不良和纵隔移位。部分性膈膨升，外侧尚有部分膈肌，长入的肌纤维虽然薄弱但其结构正常，局部膈肌膨升但抬高不显著。双侧型膈膨升，膈神经正常但肌层大部分缺如，膈为透明菲薄的膈膜，刺激时仍有收缩性。腹腔脏器位置改变时会出现胃扭转、肠扭转等并发症。

先天性膈肌发育不良如果膈肌纤维被结缔组织所替代

仅仅在横膈某一节段，这样在横膈局部可见到弓状隆起，且不能移动。有时可见到横膈中央广宽、变薄。如果横膈一半受累，可以发生因不同程度的肌层发育低下而致形态上各种改变，也可发展到整个膈肌肌肉纤维缺失，横膈呈现一张薄状透明纸样物的结缔组织膜。

获得性膈膨升，整个膈肌层是存在的，主要表现为膈肌的萎缩退行性变。膈神经或神经根被拉长或顿挫伤，而不是神经的断裂，所以常是暂时性的膈麻痹。膈神经的分支受损或受伤的膈神经部分未恢复，则可形成部分性膈膨升。

常见合并畸形如：肺发育不良或不发育、心脏畸形、肋骨缺如、异位肾、脑积水和脐膨出等。

三、病理生理

先天性或是后天性膈膨升其病理生理变化基本相同，正常状态下平静呼吸膈肌上下移位为 1～2cm，因膈肌运动进入肺内的空气为吸入量的 75%～80%。膈肌膨升时膈肌极度松弛和抬高，可以压迫同侧肺，使心脏及纵隔向对侧移位，影响腔静脉血回流。膈肌的抬高使患侧肺通气量可降低 50%～70%，又使患侧肺下叶灌注不良，同时加上膈肌的矛盾运动造成严重的通气功能障碍。患者可出现气短、呼吸困难甚至发绀。膈肌上移改变了胃食管角的正常解剖，可出现腹胀、食欲减退和消化不良等。胃上移甚至发生胃扭转，因此常表现恶心、嗳气、腹痛及呕吐等症状。进食后平卧上述症状尤为明显，立位或坐位时腹腔脏器下垂，增加了胸腹腔负压，可在一定程度上缓解症状。

完全性膈膨升，整个横膈无肌纤维存在，膈膜菲薄且张力低，膈顶几乎达胸腔顶部，大量腹腔内脏器长期占据胸腔，使肺受压并导致不同程度的发育不良。出生后在新生儿期因开始呼吸哭吵，导致胃肠胀气，使横膈抬高更加明显，纵隔心脏受压偏移。重症者加重了纵隔摆动横膈，出现矛盾运动，最终导致呼吸困难甚至呼吸窘迫、低氧血症和酸中毒。呼吸矛盾运动表现以右侧膈膨升为例，当吸气时腹内压增高，病变侧膈上升，纵隔偏向左侧，影响了肺的扩张，这样吸气时肺容量较正常减少。而在呼气阶段因左侧横膈抬高纵隔又回复到右侧。右侧横膈随腹内压下降也下降，同时右侧肺得到由健侧呼气经支气管分流而来的多余气量。在呼吸循环期间气体由一侧肺到另外一侧肺的运动术语称之为反常膈肌运动。

少数中度发育不良或仅有部分膈神经麻痹的病例，横膈仅保持在抬高水平，而没有 X 线荧屏上所见的病理性反常呼吸运动，临床上症状相对轻。双侧膈肌膨升，肺功能减退更加严重。特别是在仰卧位时，这类患者易发生慢性呼吸衰竭。

四、临床表现

先天性和获得性膈膨升的临床表现是相同的。不少先天性膈膨升的患儿可以是无症状或症状轻微。多数患儿是在偶尔胸透或 X 线胸片检查时被发现而诊断。有症状者一般均发生在婴幼儿期。呼吸道症状是婴幼儿膈膨升症的主要表现，常发生反复呼吸道感染甚至呼吸衰竭。呼吸窘迫多见于新生儿或小婴儿期。大龄儿童膈膨升临床上少见，多表现为慢性呼吸道感染史，纳差、体重增长缓慢等。

膈膨升的临床症状与体征常与膈肌纤维发育程度和病因有关。

1. 先天性膈膨升

完全性膈膨升横膈肌纤维先天性发育不良，往往在出生后第 1 天至几周内出现气急。当哭吵进食后常发生青紫，并常伴肺部感染，且久治不愈或反复发作，甚至呼吸窘迫，因而急需手术纠治。部分性膈膨升为横膈局部膨升，外围周边尚有部分膈肌，右侧膈膨升由于受肝脏的保护性遮挡，膈顶常低于第 4 后肋水平，对呼吸干扰小，临床症状均较轻微。

2. 获得性膈膨升

轻度膈神经麻痹往往因临床表现轻微而被忽略，仅在新生患儿做 X 线检查时才观察到一侧有膈肌抬高。重度膈神经麻痹可有反常呼吸和纵隔摆动常表现为一系列呼吸系统症状，如：气促、呼吸困难、发绀，甚至出现呼吸窘迫综合征。有产伤史患儿常伴有臂丛神经损伤，患肢内收内旋，活动减退。儿童期膈膨升由于纵隔已固定且呼吸辅助肌较发达，可扩张胸廓抵消膈肌的上抬，使症状减轻。

体格检查：患儿常有气急、发绀、胸壁活动幅度减弱；叩诊呈浊音，纵隔向健侧移位；听诊患侧呼吸音减弱或消失，偶可闻及肠鸣音。严重者吸气出现"跷跷板"样周期性运动，即当患儿吸气时健侧上腹部膨胀，然后患侧上腹部隆起，进一步扩散到患侧前胸壁，最后扩散到健侧前胸壁。

五、诊断

膈膨升的诊断并不困难，患儿有呼吸困难，进食哭吵后青紫者，都应常规立位 X 线胸腹平片，可确定病变的部位和严重程度。在 X 线胸腹平片上可见到抬高的横膈，膈肌呈弧形拱顶状，膈影光滑而延续，其下方为充气的胃肠道影即可确诊。患侧膈肌较正常膈肌平面升高 2 个肋间为诊断依据。透视下观察膈的活动，可见患侧膈肌膨升部分与健侧膈肌有"矛盾呼吸"现象。局限性膈膨升与有疝囊的胸腹裂孔疝很难鉴别，但在新生儿期左侧重症完全性膈膨升更难与胸腹裂孔疝鉴别。

胸腹裂孔疝的鉴别要点：①胸腹裂孔疝在透视下做胃肠钡餐造影能显示肠管从后外侧进入胸腔；②膈膨升患儿胃肠管影排列规则，呈整体上升状；③膈膨升患儿大部分胃体位于胸腔，而胸腹裂孔疝患儿胸腔疝内容物大多为中肠肠管影，偶尔疝入胃，胃底部受疝环压迫，可见葫芦状胃影。

先天性膈疝患儿常常早期出现气急、发绀、低氧血症甚至呼吸窘迫，X线胸片上患侧胸腹腔充满肠腔影，术前很难明确诊断。先明确是后外侧膈疝还是膈膨升再手术，反而会增加患儿痛苦，延误病情。应当机立断，紧急手术以消除病因，减少并发症。

胸部 CT 和磁共振能提供胸腔内潜在的占位性病变。但在婴幼儿并非一定必要。横膈的位置取决于临床上是在呼气还是在吸气。另外，X线光片中横膈位置抬高的程度并不是与临床症状的严重度一致。每例获得性或先天性膈膨升，不管是否出现反常呼吸运动，均要做 X 线透视检查。存在或缺少反常呼吸运动对预后是相当重要的。

六、治疗

（一）非手术方法

非手术疗法包括：①加强营养，促进生长发育；②湿化氧气吸入；③抗生素控制肺部感染。

不完全膈神经麻痹或中度膈肌发育低下患儿没有反常呼吸运动，横膈抬高不明显，临床表现轻微者，可以随访观察，保守治疗。对于新近因膈神经损伤所致的获得性膈膨升患儿，如未发生严重的呼吸功能损害，给予吸氧、半卧位、抗感染治疗，多数病例随访6个月后，可恢复正常。如有反复呼吸道感染或纵隔摆动明显时，可行膈肌折叠术治疗。

（二）手术治疗

目前，大多数学者同意横膈折叠术作为治疗横膈膨升的手术方法。选择手术治疗还是保守治疗主要取决于临床表现、影像学检查和血气分析等。

1. 手术指证

（1）膈膨升伴有明显青紫、气急者。

（2）活动后气促、乏力，反复的肺部感染，内科治疗无效者。

（3）新生儿期呼吸窘迫，需呼吸机机械通气支持，应急诊手术治疗。

（4）横膈上抬超过正常水平3～4个肋间，即使不妨碍患儿呼吸，也会影响肺的发育。

（5）部分性膈膨升出现消化道绞窄症状者。

2. 手术方法

（1）手术路径

手术路径有经腹或经胸两种。经腹切口常采用肋缘下切口或上腹旁正中切口，经胸切口采用第 6 肋或第 7 肋间后外侧切口或腋下直切口。右侧膈膨升手术经胸操作便利，膈肌拉起下压时，膈肌下肝脏膈面整体下移，缝合时较少损伤腹腔器官。左侧进胸折叠膈肌时，应将膈肌切开折叠缝合为妥，这样可以避免在直接折叠膈肌时缝针损伤到膈下肠管。因此，左侧膈膨升以经腹手术为宜，同时膈肌折叠完毕后可探查腹腔内有无其他合伴畸形。电视胸腔镜辅助膈肌折叠也是一种有效的微创手术疗法。

（2）手术目的

膈肌折叠术通过恢复膈肌的正常位置，解除肺组织受压，维持纵隔活动的稳定性，达到稳定纵隔摆动、消除呼吸矛盾运动、改善心肺功能的目的。

（3）手术方法

经胸或经腹切口将膈肌薄弱部分做前后向折叠，用组织钳提起横膈，卵圆钳将膈肌薄弱部分沿其两侧下压腹腔内容，在基底部即正常膈顶水平穿透两层膈膜做"U"形折叠褥式缝合一排，力求边缘达到膈肌增厚处。再将多余膈肌反折缝合于膈肌边缘上，4 号丝线间断缝合固定，形成三层重叠，从而使横膈得到充分加强。

（4）术后处理

①胸腔闭锁引流：无论何种切口均应放置胸腔引流管，一方面有利于术后肺的复张，另一方面可充分引流以减少胸腔粘连和感染。

②胃肠减压：经腹部途径患儿术后保留鼻胃管减压 2～3 天。禁食期间给予补充液体、热量，纠正水、电解质紊乱及酸碱平衡。

③并发症预防

- 肺部感染：术后加强翻身、拍背、雾化、吸痰，合理抗生素治疗可预防肺部感染。

- 肺不张：肺部感染时痰液过多或黏稠、干结可使支气管堵塞导致顽固性肺不张，除加强肺部护理外，可行纤维支气管镜下吸痰使肺复张。

- 气胸：由于病侧肺常有先天性膨胀不全，手术后不应强求患侧肺立即复张，因为过早或过度膨肺可能使患侧出现气胸，应加以注意。

参考文献

1. Agarwal AK, Lone NA.Diaphragm Eventration.2022 Jul 25. In: StatPearls [Internet]. Treasure Island (FL): StatPearls Publishing, 2023.

2. McCool FD, Manzoor K, Minami T.Disorders of the Diaphragm.Clin Chest Med, 2018, 39(2):345-360.

3. Zhao S, Pan Z, Li Y, An Y, Zhao L, Jin X, Fu J, Wu C.Surgical treatment of 125 cases of congenital diaphragmatic eventration in a single institution.BMC Surg, 2020, 20(1):270. Bawazir OA, Banaja AM.Thoracoscopic repair of diaphragmatic eventration in children: a comparison of two repair techniques.J Pediatr Surg, 2020, 55(6):1152-1156.

4. Lampridis S, Pradeep IHDS, Billè A.Robotic-assisted diaphragmatic plication: Improving safety and effectiveness in the treatment of diaphragmatic paralysis.Int J Med Robot, 2022, 18(3):e2368.

5. Le Pimpec-Barthes F, Hernigou A, Mazzella A, Legras A, Rivera C, Bouacida I, Arame A, Badia A, Das Neves Pereira JC, Morelot-Panzini C, Similowski T, Riquet M, Vilfaillot A, Mangiameli G.Dynamic magnetic resonance imaging in unilateral diaphragm eventration: knowledge improvement before and after plication.J Thorac Dis, 2019, 11(8):3467-3475.

6. Gottesman E,McCool FD.Uitrasound evaluaton of the paralyzed diaphragm.Am J Respir Crit Care Med, 1997, 155(5):1570-4

7. Hill TM, Onugha O.Stapled Diaphragmatic Plication: Is It Better Than Suture Plication?Surg Technol Int, 2020, 36:270-273.

8. Dalmer TRA, Clugston RD.Gene ontology enrichment analysis of congenital diaphragmatic hernia-associated genes.Pediatr Res, 2019, 85(1):13-19.

9. Premchandani D, Chitnis A, Katara A, Bhandarkar D.Laparoscopic stapled resection/plication of left hemi-diaphragmatic eventration in an adult.Asian J Endosc Surg, 2020, 13(3):435-436.

（朱锦辉 付瑞标）

腹腔镜膈肌折叠术

一、概述

膈膨升并不常见，往往只在一些无症状和胸部 X 线显示横膈抬高的患者中偶然发现。膈膨升和膈麻痹的病因和病理学不同。但是，2 种疾病在成人中的临床表现相似，有时难以相互鉴别。膈膨升和膈麻痹的患者的外科治疗方法均为膈肌折叠术。目前，微创膈肌折叠术逐渐取代开放膈肌折叠术成为主流的治疗方法。历史上第一次有记录的膈膨升手术是在 1923 年。此后，外科医生们创造了多种开放性和微创膈肌折叠技术，以减少呼吸过程中症状性功能失调的膈肌偏移。膈肌起搏通常是以下患者的选择：四肢瘫痪伴有双侧膈肌麻痹的患者，或者无法确诊为单侧膈肌膨出或麻痹的患者。本节着重介绍腹腔镜膈肌折叠术。

二、手术指征

膈肌折叠术的唯一目标是治疗呼吸困难，因此，仅对有症状的患者进行手术干预。在无明显呼吸困难的情况下，单纯膨出的膈肌或仅出现矛盾运动则不需要手术。对于因心脏外科手术导致膈神经损伤的成人患者，由于膈神经功能可以随时间的推移而改善，因此，通常建议 1~2 年的观察期。但是，症状严重的患者可能需要在 6 个月后进行微创折叠术，因为膈肌麻痹导致的呼吸困难可能显著影响生活质量和康复。

膈肌折叠术的相对禁忌症包括病态肥胖和某些神经肌肉疾病。理想情况下，病态肥胖患者应该在手术前进行药物或手术减肥治疗评估，因为在体重显著减轻后呼吸困难可能会改善，并且手术风险也会相应降低。任何类型的折叠术在病态肥胖患者中均具有挑战性；由于技术上的困难，折叠程度可能会受到影响，呼吸困难的缓解可能有限，并可能出现并发症。对患有神经肌肉疾病的患者，如肌萎缩性侧索硬化症或肌肉萎缩症，应该极其谨慎地对待。折叠术对呼吸困难的益处有限，并且并发症也是常见的。在病态肥胖或神经肌肉障碍患者中，有必要采取个体化多学科讨论来决定是否进行折叠术。

三、术前准备

胸部 X 线或螺旋 CT 检查确诊，肺功能检查完善术前评估。术前予禁食、胃肠减压、吸氧，根据血气分析结果纠正酸中毒，抗炎。

四、手术技巧

（一）麻醉和体位

手术在应全身麻醉下使用单腔气管插管进行，不需要选择性通气。

患者仰卧位，双臂外展。清洁消毒好腹部和下侧胸壁并铺单，以便放置胸腔引流管。放置好脚部挡板以便使用头低脚高位。

（二）布局和站位

左侧膈膨升时，术者位于患者右侧，第一助手位于患者左侧；右侧膈膨升时，术者位于患者左侧，第一助手位于患者右侧，扶镜手站在两腿中间。根据术者习惯，不管哪一侧膈膨升，均可站位右侧或者左侧。

（三）手术步骤

1．建立气腹：脐孔穿刺，建立气腹，维持腹内压在12~15mmHg。

2．戳孔选择（图1）：通常需5个戳孔，近来也有单孔或者机器人手术。术者放置了2个10mm套管，3个5mm套管；经脐孔或者偏右侧均可，主操作孔及副操作孔分布于两侧。

3.显露：头高脚低位有助于最大程度地显露半膈的后部；对于右侧膈肌，可以通过切断镰状韧带来充分暴露。由于气腹，变薄的横膈紧绷并向头侧移位。术者可通过电灼在膈膜顶部开一个小孔，膈肌开放法（图2），由此产生的气胸使外科医师能够较轻易将膈膜拉入腹腔进行缝合（图3）。也可于膈肌外周提起少量膈肌进行缝合牵拉，随着缝合的进行，越向中心部位越易于缝合折叠。

4.缝合：笔者使用2-0倒刺线进行缝合，z#2不可吸收，编织缝线间断加固（图4）。后部首先在前后方向折叠，然后在外侧和内侧方向折叠。形成"T"形或者"十"字形折叠（图5）。通过折叠术闭合了圆顶处的初始穿孔。

5.部分患者用生物补片进行加固，加固可用缝合或者腹腔镜下的固定器（图6）。

6.导管胸廓造口术：术者在手术结束时在同侧胸部放置18-20fr的胸腔引流管。

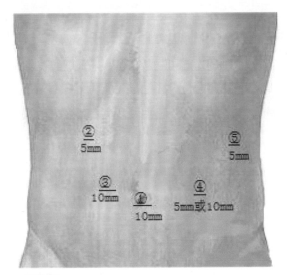

图1 腹腔镜右侧膈肌折叠术的操作孔位置

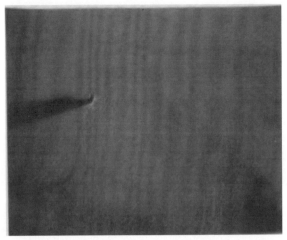

图2 右侧膈肌拉紧，从气腹向头侧移位；
使用电凝勾作一小孔，诱导气胸

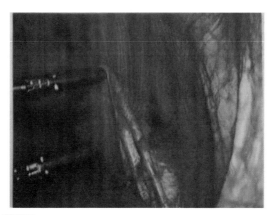

图3 诱发气胸后，右侧膈肌较容易拉向腹腔。在图片的左上角可以看到膈膜穿孔

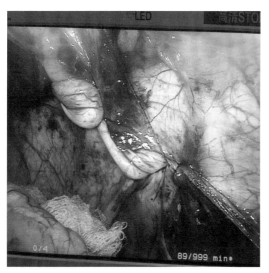

图4 用倒刺线进行缝合，不易松开，折叠效果更佳。缝合顺序一般从外周向中心缝合，折叠成"T"或者"十"字形，膈肌明显下降，膈肌形成一定张力为度

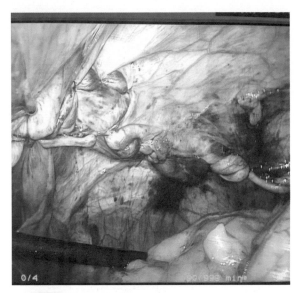

图 5　完成的"T"形或"十"字形折叠

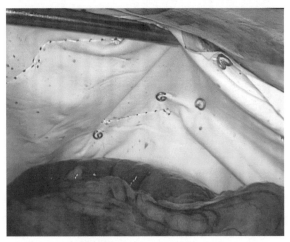

图 6　完成补片固定

五、术后管理

　　患者应进行高强度的肺冲洗，使同侧肺下叶重新扩张。胸腔引流管保留至引流量低于 200 mL/d，有时患者需要带胸腔引流管出院。过早拔除胸管可能导致反应性胸腔积液。术后即刻复查的胸部 X 线检查应显示，折叠侧低于对侧，同时可能会观察到对侧膈肌抬高；术后 1 个月，2 个膈肌的水平大致相同（图 7）。术者在出院后 1 个月时以及之后使用 St. George's 呼吸问卷(SGRQ)、后前位和侧位胸部 X 线检查和肺功能测试对患者进行了监测。

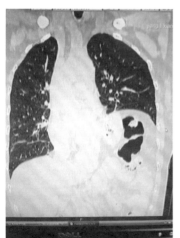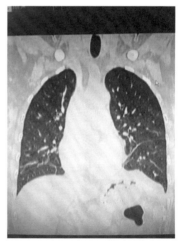

图 7　腹腔镜膈肌折叠手术效果（左图为膈肌折叠术前冠状位 CT 图像，右图为术后冠状位 CT 图像）

27

六、折叠术的并发症

已报道的并发症包括肺炎、胸腔积液、腹间室综合征、中转开腹(微创入路)、腹部内脏损伤、深静脉血栓形成、肺栓塞和急性心肌梗死。

七、膈肌折叠术的手术入路比较

本文未对各种膈肌折叠术进行直接比较。已经报道的结果表明，经胸和经腹途径的结果相当。目前，应该尝试通过微创技术进行折叠术，因为并发症出现的概率可能低于开放入路。选择胸腔镜还是腹腔镜折叠术主要取决于外科医师的偏好。

八、总结

症状性膈肌膨出是一种不常见的情况，有时在临床上无法与膈肌麻痹鉴别。无症状的患者无需治疗；有症状的患者可显著受益于膈肌折叠术。折叠术入路的选择取决于外科医师的专业知识。

参考文献

1. Ricoy J, Rodríguez-Núñez N, Álvarez-Dobaño JM, Toubes ME, Riveiro V, Valdés L.Diaphragmatic dysfunction. Pulmonology, 2019, 25(4):223-235.

2. Hill TM, Onugha O.Stapled Diaphragmatic Plication: Is It Better Than Suture Plication? Surg Technol Int, 2020, 36:270-273.

3. Rejab H, Trigui A, Mzali R.Rare, Everted Liver in a Patient With Diaphragmatic Eventration.Clin Gastroenterol Hepatol, 2019, 17(13):e154.

4. Simsek B, Ozyuksel A, Saygi M, Bilal MS.Plication for diaphragm paralysis after paediatric cardiac surgery: a single-centre experience.Cardiol Young. 2023 Mar 6:1-7. doi: 10.1017/S1047951123000276.

5. Schumpelick V, Steinau G, Schlüper l, et al. Surgical embryology and anatomy of the diaphragm with surgical applications [xi review].Surg Clin North Am, 2000, 80(1):213-39.

6. Shivakumar M, Shaikh OH, Rahman S, et al. Chronic gastric volvulus secondary to eventration of the left hemidiaphragm due to radiation-induced phrenic nerve palsy: a rare presentation.BMJ Case Rep, 2021, 14(11):e245279.

7. Agarwal AK, Lone NA.Diaphragm Eventration.2022 Jul 25. In: StatPearls [Internet]. Treasure Island (FL): StatPearls Publishing, 2023, PMID:32809332

8. Thoracoscopic diaphragm plication. Kocher G, Al-Hurani M, Dorn P, Lutz J.Multimed Man Cardiothorac Surg, 2020, 29.

9. Lampridis S, Pradeep IHDS, Billè A.Robotic-assisted diaphragmatic plication: Improving safety and effectiveness in the treatment of diaphragmatic paralysis. Int J Med Robot. 2022, 18(3):e2368.

10. Sarac S, Salturk C, Oruc O, Metin SK, Bayram S, Karakurt Z, Yalcınkaya I.Sleep-related breathing disorders in diaphragmatic pathologies.Sleep Breath, 2022, 26(2):959-963.

11. Matsui Y, Yoshida S, Iwata T, Tanaka K, Yamamoto T, Nishii K, Iizasa T.A strategy for pulmonary resection after contralateral diaphragm plication: a surgical case report.Surg Case Rep, 2019, 5(1):88.

12. Thomas SC, Garg A, Pulkkinen C, Smith S, Kumar A, Atoui R.An Unusual Case of Cardiac Tamponade Secondary to an Elevated Right Hemidiaphragm.Can J Cardiol, 2018, 34(12):1688.e21-1688.e23.

（朱锦辉　付瑞标）

先天性膈疝

先天性膈疝（congenital diaphragmatic hernia）是一种较常见的膈肌发育畸形，是由于单侧或双侧膈肌在胚胎发育中出现异常，遗留缺口，致使腹腔脏器疝入胸腔，从而压迫肺和心脏导致肺部发育不全和肺血管发育改变的疾病，是危及新生儿生命的危急重症之一。

一、概述

胎儿于妊娠期第 8~9 周体腔完成分隔，两层膜之间间质逐步发育成横膈。但在膈的两侧后外侧腰肋三角位置恒有一薄弱区，此即原胸腹膜管处。如果肠管未成熟回复到腹腔或者是横膈胸腹膜管膜发育延迟导致肠管阻碍了胸腹腔管的关闭障碍，将多形成单侧先天性膈疝，偶见双侧先天性膈疝。

先天性膈疝大多限于一侧，婴幼儿左侧多见，双侧先天性膈疝较为罕见。男婴受累多于女婴，约为 2∶1。

先天性膈疝的病因尚不清楚，目前 RiChard 提出的双重打击假说较为普遍接受。研究表明，它可能也与遗传、环境和营养等多种因素有关。此外，先天性膈疝也可能与心脏、胃肠道、泌尿生殖系统异常或染色体非整倍体有关。如多染色体畸变（缺失、非整倍性等）和单基因突变（*GATA4*、*LRP2*等）也与先天性膈疝息息相关。据报道，妊娠期间暴露于致畸剂（如吗替麦考酚酯、别嘌醇和锂）与此有关。 最新研究表明，类视黄醇信号通路的紊乱是 CDH 的潜在原因。

二、病理解剖

先天性膈疝的解剖学分类分为先天性胸腹裂孔疝、先天性胸骨后疝和先天性食管裂孔疝。

先天性胸腹裂孔疝的膈肌发育异常多位于双侧膈肌的后外侧，其中左侧多余右侧，疝入内容物左侧主要是小肠、胃，其次是结肠和脾；右侧往往以肝脏为唯一疝入物，其次是小肠和结肠。其肺发育情况与疝入内容物的时期、持续时间和多少有关。

先天性胸骨后疝的膈肌发育异常多位于胸骨后的膈肌前部分，其疝入内容物多为结肠、大网膜和胃。腹腔脏器疝入越早越多，纵隔推移越明显，肺发育受损就越严重。

先天性食管裂孔疝的膈肌发育异常多位于食管裂孔膈肌角，其疝入内容物主要是腹段食管和胃，其肺发育情况多较好。根据美国胃肠内镜外科医师协会食管裂孔疝诊疗指南，共分为 4 型，Ⅰ型：滑动型食管裂孔疝；Ⅱ型：食管旁疝；Ⅲ型：是Ⅰ型和Ⅱ型的混合型疝；Ⅳ型：除了胃以外还有腹腔内其他脏器，如大网膜、结肠或小肠在疝囊内的多器官型疝。

三、病理生理

先天性膈疝一般是指在膈肌发育过程中，膈肌裂隙未能完全闭合，从而在横膈上成为裂孔，裂孔便形成了疝。该疾病主要的病理生理特点是：膈肌缺损、腹腔脏器疝入胸腔压迫肺脏、肺发育不良及合并有其他畸形。在伴发畸形中最常见的是心血管系统畸形，包括有心肌发育不良、房间隔及室间隔缺损等，这些畸形更是加重了患儿的肺动脉高压及右向左的分流。其他畸形还包括有泌尿生殖系统畸形、神经管发育缺陷、肺隔离症等。

先天性胸腹裂孔疝，其裂口大小不一，形状近似三角形，三角形的尖端指向膈中央，三角形底在胸侧壁肋缘处，小者仅有 1cm，大者可占整个半侧膈肌缺损。有时胸腹裂孔缺损较大，左侧横膈完全缺如，腹腔脏器如胃、脾、小肠和结肠可同时进入胸腔。其主要病理改变为膈肌后外侧缺损，腹腔脏器疝入胸腔压迫肺组织，纵隔移位，同侧肺被压缩，纵隔向对侧移位，对侧肺亦被压缩，气体交换量降低而缺氧，同时胸腔内高压，使体、肺循环及静脉回流受阻，肺静脉压增高与缺氧，肺血管收缩而阻力增加，易导致循环衰竭。主要出现呼吸困难、气促、发绀等表现。此外，由于腹内脏器脱出引起的腹腔脏器的功能障碍所致，部分患者由于胃肠梗阻、嵌顿可出现呕吐、腹痛等表现。

先天性胸骨后疝，由于构成膈肌起自剑突和第7至第10肋骨，内面的两组肌肉在交界处有一潜在的孔隙，称为Morgagni孔(又称胸肋三角)。在胚胎发育过程中，若形成膈肌的两组肌囊发生障碍，未完全愈合，或形成仅有两层黏膜及少量结缔组织的薄弱区，在胸腹腔压力差的作用下，腹腔内部分脏器即可由此突入胸腔形成疝，是一种特殊类型的膈疝。可以发生在左右任何一侧，经右胸肋间隙突出称为Morgagni疝，经左胸肋间隙称为Larrey疝，因左侧心脏和心包遮挡，故右侧多发，偶尔双侧。胸骨后疝无特异性临床症状，通常是随着患儿哭闹、仰卧位、腹压增加时出现阵发性呼吸困难、呼吸急促、发绀等现象。当立位、安静腹腔压力减小时，上述症状消失或减轻。

先天性食管裂孔疝，主要是由于先天性膈肌脚纤维发育不良，膈下的腹腔脏器（以胃为主）通过食管裂孔疝入胸腔。一般情况下，随着腹压的增高，食管腹段、贲门和胃底可经扩大的裂孔进入纵隔，还会对食管下括约肌和膈肌脚产生持续的作用力，对膈肌及筋膜、纤维组织产生破坏，而导致其支撑功能的受损。因此大多数患儿发生胃食管反流，出现反复呕吐、脱水、上消化道出血、反复呼吸道感染、胸骨后或上腹部疼痛不适、嗳气和吞咽困难等表现。

四、临床表现

先天性膈疝是一种由于先天性膈发育异常，导致腹内容物进入胸腔，引起包括肺发育不全和肺动脉高压在内的一系列临床表现。患者的症状和体征因疝入胸腔内容的多少、时期和持续时间而定。疝入内容少者，可无症状，直到童年的后期或青年时通过胸片和钡餐造影检查始能做出诊断；疝入内容多者，可在出生后 1~2 小时，特别是在吞下食物和空气后就出现发绀、呼吸困难和心动过速等。

1. 先天性胸腹裂孔疝

患有 CDH 的新生儿可能因肺发育不全、心血管畸形（CVMs）、反应性肺血管床或这些原因综合作用而出现呼吸困难、发绀；如疝入胸腔内肠管嵌顿或伴有肠旋转不良，还可出现腹痛、腹胀、呕吐以及肠梗阻。腹痛程度剧烈，呕吐物呈咖啡样，此类症状严重程度取决于膈肌缺损的大小、腹腔脏器进入胸腔的多少以及患儿肺发育不良的程度。在婴幼儿和儿童期，患儿可表现为经常咳嗽、发热、气喘，反复呼吸道感染,往往在检查胸片时发现。较大儿童可自诉腹痛,当体位变化、剧烈哭闹、过饱饮食或剧烈运动后可突然出现上诉呼吸困难、面色青紫等症状。

2. 先天性胸骨后疝

症状不明显,多由于呼吸道感染做 X 线胸片时发现,少部分出生后即表现为呼吸急促,当疝内容物发生嵌顿或肠管扭曲时,亦可出现腹痛、腹胀、呕吐等症状,甚至表现为突发的呼吸困难及休克。

3. 先天性食管裂孔疝

患儿可表现为呕吐、呼吸窘迫、生长发育迟缓、出血(隐匿性或胃肠大出血)、贫血、咳嗽、胃食管反流、吞咽困难或喂养不良。呕吐为常见症状,常因频繁呕吐而就诊,呕吐量大、剧烈。呕吐物含血性,平卧或夜间加重,坐位或少量稠食后减轻。由于经常呕吐,加之呕吐物可能误吸进入呼吸道导致呼吸道炎症,患儿可有营养不良,发育迟缓等表现。长期呕吐,食管长期受到刺激,久之发生食管炎,最终导致食管短缩,出现吞咽困难。

体格检查:患儿常有发绀、呼吸困难和心动过速等表现。胸腔呼吸运动减弱,叩诊呈鼓音或浊音,听诊时心音在健侧清楚,患侧减弱或消失,有时可闻及肠蠕动音。腹部柔软,空虚凹陷如舟状。

五、诊断

先天性膈疝的诊断并不困难，产前约 60%可以通过超声检查筛出。超声检查经上腹部扫视可见肺下界上移，膈肌与肺下界之间可疝入脾、肾等实质性器官和胃等空腔器官；以及心轴异常，肺组织受压和羊水过多也可作为间接征象提示。但 B 超受到医生技术和熟练程度的限制，产前容易出现误诊或漏诊。相比之下，MRI 对胎儿组织的相对位置显示度更好，更有利于评估器官功能情况，从而进一步在产前明确膈疝的诊断。MRI 在冠状位图像中表现为覆盖于疝囊正上方的"新月状"或"帽状"高信号影。

其余约 40%未确诊的婴儿在产后出现急性呼吸窘迫，体格检查显示桶状胸、舟状腹、同侧无呼吸音、胸部心音改变等，X 线胸腹平片亦可明确诊断，可见膈上大片积气实变影、纵隔向健侧移位、肺组织受压、胸腔内见充气肠管和胃泡等征象。

先天性膈疝的鉴别诊断包括其他胸部病变，如先天性囊性腺瘤样畸形、支气管源性囊肿、支气管闭锁、畸胎瘤。胸部内腹腔内容物在 X 线上的表现可将 CDH 与以上病变区分开来。但先天性膈膨升临床表现也可出现呼吸困难，有时 X 线胸腹部直立位平片难以与先天性膈疝相鉴别。

先天性膈膨升鉴别要点：①先天性膈膨升患儿大部分胃

体位于胸腔，而先天性膈疝患儿胸腔疝内容物大多为中肠肠管影，偶尔疝入胃，胃底部受疝环压迫，可见葫芦状胃影。②先天性膈膨升膈肌完整，外缘光滑，而膈疝隆突的圆顶边缘不光整。③先天性膈疝在透视下做胃肠钡餐造影能显示肠管从后外侧进入胸腔。

六、治疗

先天性膈疝的治疗总体分为产前干预治疗和产后治疗。

（一）产前干预治疗

经皮胎儿腔内气管阻塞（FETO）的微创手术是基于阻塞气管以防止肺液的排出，从而增加气道压力，加速肺的生长，但分娩后，新生儿仍需要横膈膜修复。气管闭塞通常在妊娠 26~30 周进行，术后，每 2 周进行一次超声监测，以确保球囊结构的完整性，并测量胎儿的肺反应。大约 34 周时，球囊被放气和移除。目前认为，FETO 的目标是防止在 CDH 患者出现肺实质和肺血管系统的异常发展，从而改善产后的预后。

（二）产后非手术治疗

非手术疗法包括：①低呼气末正压（PEEP）和 PIP；②

血管加压药、正性肌力药治疗；③吸入一氧化氮（NO）治疗肺动脉高压；④体外膜肺氧合（ECMO）。

先天性膈疝病情危急，除一些轻度症状的患者，可以选择保守治疗，如特定体位、饮食调整等措施外，一经明确诊断因迅速做好术前准备。与做好抗感染、纠正酸碱紊乱、血气检测相比，更重要的是置入鼻胃管吸引，以解除胃肠因充气和液体积聚对肺部的压迫。

（三）产后手术治疗

先天性膈疝的手术修复是在心肺功能稳定后进行的，通常是在出生后的 2~3 天。手术修复可以通过开放和微创的技术来完成，膈肌部分缺如可采用瓦叠法或褥式缝合。手术时间建议在出生后 2~3 天，需在患儿呼吸、循环稳定后进行，其稳定指标主要包括：在 $FiO_2 < 50\%$ 时，导管前的 SpO_2 可维持为 85%~95%；平均动脉血压维持在相应胎龄的范围内；乳酸浓度 $< 3\ mmol/L$；尿量 $> 1mL/(kg \cdot h)$，此时手术治愈率可达 79%~92%。

1. 手术指征

（1）先天性膈疝诊断明确者。

（2）出现肠梗阻或幽门梗阻症状，经禁食、胃肠减压症状不缓解者。

（3）出现心、肺压迫症状，如心慌、气短、咳嗽、胸闷、呼吸困难甚至发绀者。

（4）无法脱离 ECMO 者可行姑息性手术治疗。

2. 手术方法

（1）手术路径

先天性膈疝修补经胸或经腹切口均可。一般而言，轻中度小儿先天性膈疝的膈肌缺损较小宜选择经腹腔镜膈疝修补术，对于膈肌缺损大或难以经腔镜手术的患儿可开胸或者开腹实施手术，通常右侧和复发疝宜经胸部手术。胸部切口可行下胸部的前外切口或后外切口，腹部切口可采用上腹横切口、上腹旁正中切口或肋缘下斜切口。

（2）手术目的

通过开放性手术或者微创手术恢复膈肌的正常解剖结构，达到稳定和改善心肺组织及血管功能，提高患儿长期生存率的目的。

（3）手术方法

经胸或经腹切口后，拉钩牵开切口，经胃管将胃内气、液体吸出，将小肠推向下方，显露腹腔，循膈肌和疝入胸腔的肠管可较易找到膈肌缺损部位。轻柔地将疝入的器官牵拉还纳至腹腔剪除疝囊、剪修膈肌缺损边缘。修补缺损疝环孔缺损小、能直接缝合者，用 7 号丝线沿缺损边缘间断褥式缝合一排，最后一并结扎。

（4）术后处理

①严密监护患儿生命体征、患侧肺部复张情况和血气分析的结果调整呼吸机。

②适当镇静镇痛，复查 X 线胸片了解有无气胸和胸水。

③使用抗生素预防感染，纠正水、电解质紊乱。

④并发症预防

* 肺部感染：术后加强翻身、拍背、雾化、吸痰，合理抗生素治疗可预防肺部感染。

* 肺不张：肺部感染时痰液过多或黏稠、干结可使支气管堵塞导致顽固性肺不张，除加强肺部护理外，可行纤维支气管镜下吸痰使肺复张。

* 胃食管反流：应适当给予抑酸、抗反流药物治疗，预防反流治疗应与肠内营养相结合。

参考文献

1. Chatterjee D, Ing RJ, Gien J. Update on Congenital Diaphragmatic Hernia. Anesth Analg, 2020.

2. Kosiński P, Wielgoś M. Congenital diaphragmatic hernia: pathogenesis， prenatal diagnosis and management - literature review. Ginekol Pol, 2017.

3. Losty PD. Congenital diaphragmatic hernia: where and what is the evidence? Semin Pediatr Surg, 2014.

4. De Leon N, Tse WH, Ameis D, Keijzer R. Embryology and anatomy of congenital diaphragmatic hernia. Semin Pediatr Surg, 2022.

5. Mehollin-Ray AR. Congenital diaphragmatic hernia. Pediatr Radiol, 2020.

6. Kirby E, Keijzer R. Congenital diaphragmatic hernia: current management strategies from antenatal diagnosis to long-term follow-up. Pediatr Surg Int, 2020.

7. Kardon G, Ackerman KG, McCulley DJ, Shen Y, Wynn J, Shang L, Bogenschutz E, Sun X, Chung WK. Congenital diaphragmatic hernias: from genes to mechanisms to therapies. Dis Model Mech, 2017, 10(8):

8. Ruano R, Ali RA, Patel P, Cass D, Olutoye O, Belfort MA. Fetal endoscopic tracheal occlusion for congenital diaphragmatic hernia: indications, outcomes, and future directions. Obstet Gynecol Surv, 2014, 69(3)

9. Grover TR, Rintoul NE, Hedrick HL. Extracorporeal membrane oxygenation in infants with congenital diaphragmatic hernia. Semin Perinatol, 2018.

10. Canadian Congenital Diaphragmatic Hernia Collaborative; Puligandla PS, Skarsgard ED, Offringa M, Adatia I, Baird R，Bailey M, Brindle M, Chiu P, Cogswell A, Dakshinamurti S, Flageole H, Keijzer R, McMillan D, Oluyomi-Obi T, Pennaforte T, Perreault T, Piedboeuf B, Riley SP, Ryan G, Synnes A, Traynor M. Diagnosis and management of congenital diaphragmatic hernia: a clinical practice guideline. CMAJ, 2018, 29:190(4)

（朱锦辉　王重钰）

腹腔镜膈疝修补术

一、概述

膈疝泛指由于膈肌的缺损导致腹腔内容物通过该缺损进入胸腔。由于先天性膈肌发育不良引起的膈疝为先天性膈疝；外伤导致膈肌破损形成的膈疝为创伤性膈疝。先天性膈疝在新生儿中的发病率约为 1/2000，发病急、易误诊、死亡率较高。创伤性膈疝多由钝性胸腹部外伤引起，其发病率一般少于 1%，并且由于症状相对隐匿，极易漏诊和误诊。膈疝一旦确诊即应行手术治疗。传统的膈肌修补术分经腹或经胸手术 2 种方式，两者各有利弊。经腹腔手术时，因病变部位深在，显露困难，必然需要较大的切口。同时，疝入胸腔的组织器官还纳入腹腔后，导致腹腔内压力增高，容易导致切口并发症的发生，有时可能无法一期关腹。经胸腔手术不能探查腹腔内合并的其他畸形，容易漏诊。Campos 于 1991年完成了第一例腹腔镜膈疝修补手术，此后数十年的发展使得腹腔镜技术逐渐广泛应用于膈疝的修补，甚至是新生儿的膈疝修补。

二、手术指征

适应证：产前诊断确诊先天性膈疝;胸腹裂孔疝；先天性膈膨升（膈疝的特殊类型，另外单独介绍）；确诊或高度怀疑的创伤性膈疝，并且心肺功能可耐受全身麻醉。

三、术前准备

胸部 X 线或螺旋 CT 检查确诊。术前予禁食、胃肠减压、吸氧，根据血气分析结果纠正酸中毒，抗炎。

四、手术技巧

（一）麻醉和体位

采用气管内插管全身麻醉。取仰卧位两腿分开体位，头高足低 30º，气腹完成后左侧膈疝手术台向右侧倾斜 30º，右侧膈疝向左侧倾斜 30º，有利于显露膈肌缺损部位。

（二）布局和站位

左侧膈疝时，术者位于患者右侧，第一助手位于患者左侧；右侧膈疝时，术者位于患者左侧，第一助手位于患者右侧，扶镜手站在两腿中间。

（三）手术步骤

1. 建立气腹

脐孔穿刺，建立气腹，维持腹内压在 12~15mmHg。

2. 戳孔选择（图 8）

通常需 5 个戳孔，近来也有单孔或者机器人手术。机器人手术戳孔大致同腹腔镜，单孔的一般经脐部。①脐孔行 10mm 戳孔用于放置镜头，通常选用 30º 镜；②脐与剑突中点偏右侧置一 5mm 戳孔，作为副操作孔；③左肋缘下（左侧膈疝，右侧膈疝时相反）5mm 戳孔，用拨棒或牵开器挡开肝脏；④左上腹 10mm 戳孔作为主操作孔；⑤左中腹 5mm 戳孔，用于牵拉或者推开肠管、网膜。

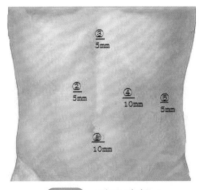

图 8　戳孔选择

3．手术操作

首先探查腹腔，用金属拨棒挡开肝脏，找到膈疝，将疝内容物拖回腹腔。创伤性膈疝往往因为膈疝时间长，形成较致密的粘连，需要借助电钩、超声刀或结扎束等能量器械仔细分离，切忌避免损伤肠管。

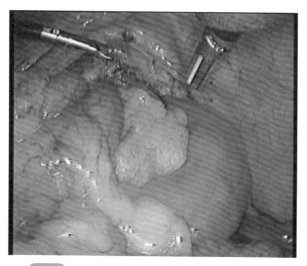

图 9　分离粘连，将疝内容物回复入腹腔

充分游离膈疝，显露疝环（图 9），根据膈疝的大小决定直接缝合或者补片无张力修补。疝孔周围膈肌较肥厚，直接缝合张力不大，可予间断或连续缝合（图 10），关闭膈疝。若缝合后膈肌薄弱，予补片加固（图 11）。一般小儿先天性膈疝可直接缝合，不需借助补片。较大的创伤性膈疝需要补片无张力修补（图 12）。

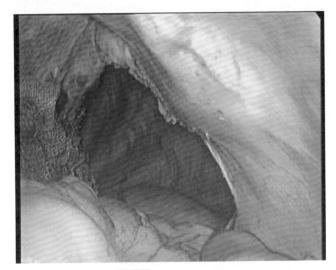

图 10　显露疝环

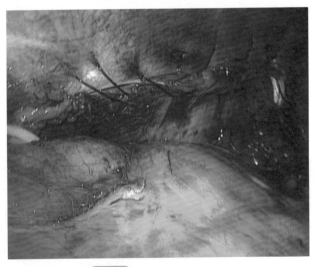

图 11　缝合膈肌裂口

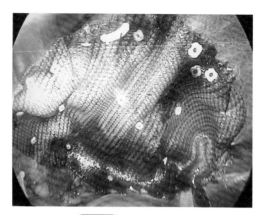

图 12　补片加固

最后，关闭气腹，胸腔放置胸腔闭式引流，吸除胸腔气体，鼓肺，防止肺不张。由于术中可吸除胸腔残余气体，不放置胸腔引流也为广大外科医师接受。

五、术后处理

先天性膈疝：患儿应在>60%湿度暖箱中护理,充分雾化、吸痰及拍背以防肺不张及肺部感染,胃肠减压直至肠功能恢复，术后呼吸机的持续应用对有呼吸困难者非常必要。先天性肺发育不全和肺动脉高压是膈疝最主要的死亡原因，术前术后可应用肺血管扩张药物,如前列腺素 E1 或吸入 NO 等。围术期应用抗生素，防止感染。

创伤性膈疝：围术期应用抗生素预防感染；加强护理，

减少肺不张的发生；早期下床活动，肛门排气排便后逐渐进食；加强对伴随疾病，如心、肺疾病的控制和治疗。

六、并发症

肺不张：是膈疝术后较常见的并发症。由于气腹通过膈疝疝环压迫肺脏，容易导致肺不张。术后胸腔闭式引流和鼓肺有利于减少肺不张的发生。

气腹相关的并发症：如皮下气肿、高碳酸血症等。术后血气分析等检查，发现高碳酸血症予以相应处理。

肠道损伤：术中仔细操作，避免损伤发生，术后注意腹部体征，必要时腹部立位平片检查明确诊断。出现消化道漏后往往需要二次手术，后果非常严重，因此要重在预防。

参考文献

1. Wisemen NE，Macpneone.JT. "Acquired"congenital diaphragmatic hemia.J Pediae，1997，12:657-665.

2. 朱锦辉，王跃东，赵挺，等. 巨大陈旧性创伤性膈疝腹腔镜下修补 1 例. 浙江医学，2008,(10): 1100-1101.

3. Fernández-Moreno MC, Barrios Carvajal ME, López Mozos F, Garcés Albir M, Martí Obiol R, Ortega J. When laparoscopic repair is feasible for diaphragmatic hernia in adults? A retrospective study and literature review. Surg Endosc, 2022, 36(5):3347-3355.

4. Oppelt PU, Askevold I, Bender F, Liese J, Padberg W, Hecker A, Reichert M. Morgagni-Larrey diaphragmatic hernia repair in adult patients: a retrospective single-center experience.Hernia, 2021, 25(2):479-489.

5. Testini M, Girardi A, Isernia RM, De Palma A, Catalano G, Pezzolla A, Gurrado A.Emergency surgery due to diaphragmatic hernia: case series and review. World J Emerg Surg, 2017, 12:23. doi: 10.1186/s13017-017-0134-5.

6. Whealon MD, Blondet JJ, Gahagan JV, Phelan MJ, Nguyen NT.Volume and outcomes relationship in laparoscopic diaphragmatic hernia repair. Surg Endosc, 2017, 31(10):4224-4230.

7. Moser F, Signorini FJ, Maldonado PS, Gorodner V, Sivilat AL, Obeide LR.Laparoscopic Repair of Giant Bochdalek Hernia in Adults.J Laparoendosc Adv Surg Tech A, 2016, 26(11):911-915.

8. Shao G, Wu L, Li J, Dai C.Laparoscopic Diaphragmatic Hernia Repair With Mesh Reinforcement.Am Surg, 2020, 86(5): 476-479.

9. Dapri G, Jottard K, Grozdev K, Guta D, Nebbot B, Cadière GB.Single-Incision Laparoscopic Nontraumatic Left Lateral Diaphragmatic Hernia Repair.Surg Laparosc Endosc Percutan Tech, 2015, 25(5):e166-9.

10. 王明库，彭勇，祝玉成,等. 创伤性膈疝解剖学和临床的特点分析. 中国局解手术学杂志，2002,11(2):146.

（朱锦辉）

创伤性膈疝

创伤性膈疝（Tramatic diaphragmatic hernia）是指因直接或间接暴力导致膈肌不同程度破裂，腹腔内容物通过裂孔进入胸腔所引起的疝。临床上常表现以呼吸道和胃肠道症状为主的综合征。

一、概述

创伤性膈疝是一种发病率相对较低的疾病，见于0.8%~6%的钝性损伤和约17%的穿透性损伤。

按照疝气是否在创伤后立即发生，膈疝可以分为急性膈疝和慢性膈疝。急性膈疝通常在患者受伤后初次就诊就被发现，多由高处坠落伤、车祸伤、挤压伤、爆震伤、钝挫伤等间接暴力所致，膈肌裂口大而明显。慢性膈疝则是在患者受伤后几个月甚至数十年才被发现，多由异物刺伤、火器损伤、医源性损伤等直接暴力所致，膈肌裂口小而隐蔽。

创伤性膈疝的诊断通常需要进行多种检查，包括 X 线、

CT 扫描、MRI 和胸腔镜检查等。其治疗方法以手术治疗为主。

二、病理解剖

创伤性膈疝的病理解剖特点包括膈肌的撕裂，膈肌异常抬高和腹腔内器官位移。

1. 膈肌受损

创伤性膈疝的主要病因是膈肌受到直接或间接暴力的伤害，导致膈肌断裂，从而失去原有的张力和完整性。按受损膈肌的左右位置划分，膈疝可分为左侧膈疝、右侧膈疝和双侧膈疝。左侧膈疝在创伤性膈疝中占据了 70%~80% 的比例，是最常见的类型。右侧膈疝则相对较罕见，仅占据约 10%~15% 的比例。而双侧膈疝更加少见，仅占据 1%~5% 的比例。肝脏对膈肌的保护作用可能是左侧膈疝多于右侧膈疝的原因之一，因为它可以帮助膈肌抵挡创伤。

2. 膈肌异常抬高

膈肌的损伤导致膈肌异常抬高，使膈部凸出形成膈疝。膈疝通常表现为膈肌的某一部分向胸腔膨出，形成膈疝囊。

3. 腹腔内器官位移

创伤性膈疝的疝囊内通常包含腹腔脏器，如胃、脾、肝、小肠、大肠等。在左侧膈疝中，胃和肠最常受累，而在右侧膈疝中，肝脏最常见。腹腔器官突入胸腔到达异常位置，引起不同程度的呼吸道和胃肠道症状。

三、病理生理

创伤性膈疝的病理生理涉及膈肌的损伤、腹腔内脏器官的膨出、呼吸道症状、消化道症状和创伤导致的并发症等方面。

正常情况下胸膜腔内为负压，腹腔内为正压，而膈肌作为"挡板"，阻止腹内器官向胸腔膨出。在创伤因素的作用下，膈肌受损，"挡板"消失，腹内器官就向胸腔膨出了。卡特（The Carter's scheme）将创伤性膈疝分为 3 个期：①急性期：在创伤发生时；②潜伏期：这个阶段患者一般不表现出明显的症状；③梗阻期：这一阶段始于腹部内容物进入胸腔造成内脏嵌顿，嵌顿后具有坏死、缺血和穿孔风险。

根据创伤因素是否直接作用于膈肌，可以将创伤因素分为直接暴力和间接暴力。这 2 种暴力造成的膈肌缺损各有特点，其膈疝形成的病理生理机制也有所不同。

1. 直接暴力

直接暴力如异物刺伤、火器损伤、医源性损伤等造成穿透性创伤（penetrating trauma），其直接作用于膈肌造成膈肌的破裂。与间接暴力相比，直接暴力造成的膈肌缺损裂口较小（平均 1~2cm），急性期较少直接形成膈疝，初次就诊时易被漏诊。而在疾病慢性期，胸腔内负压通过膈肌缺损将腹腔内的内容物向上拉升，而腹腔内的正压则将这些内容物推向胸腔。日常情况下胸腔和腹腔的压强梯度为 7~10cmH$_2$O，而在深呼吸、咳嗽或怀孕时压强梯度可能会急剧增加，最高可达 100cmH$_2$O。此外，呼吸作用对膈肌产生的径向力也会不断拉伸裂口。这 2 种力量的结合导致膈肌缺损逐渐增大，最终导致慢性膈疝（chronic diaphragmatic hernia）的形成。

慢性膈疝一开始患者常无明显症状，当足够多的正常膈下组织移位到胸部时，呼吸系统症状和消化系统症状逐渐出现。随着膈肌缺损大小的增加，受累偏侧膈肌的功能趋于下降。膈肌作为吸气时最重要的肌肉，其功能的减弱再加上腹部器官组织占领胸腔造成的肺不张，两者共同影响患者的肺功能。这种效应最初表现为运动耐力下降，后逐渐进展为在静息状态下的呼吸困难。随着更多内脏的持续移位，纵隔可能慢慢向对侧胸部偏移，导致静脉回流障碍，从而进一步加剧症状，整个过程可能持续数天至数年。随着内脏的持续移位，也会出现相应的消化系统疾病如肠梗阻，如不及时处理可进展为肠穿孔、坏死。

2. 间接暴力

间接暴力如高处坠落伤、车祸伤、挤压伤、爆震伤、钝挫伤等造成钝性创伤（blunt trauma）。与直接暴力相比，间接暴力造成的膈肌缺损裂口较大（平均 5~15cm），急性期易直接形成膈疝。钝性创伤中最常见的损伤部位涉及胚胎发育过程中膈肌的腰椎和肋骨小叶融合的固有薄弱区域。因此，左侧损伤以后外侧为主，并倾向于向中心肌腱的径向和内侧延伸。

间接暴力形成的膈肌损伤除了易在急性期就出现呼吸系统和消化系统症状外，常合胸主动脉损伤、肺、脾、膀胱损伤。合并这些疾病的患者更容易受到心、肺功能衰竭的影响，包括纵隔移位、静脉回流受损等，预后通常较差。

四、临床表现

创伤性膈疝的临床表现主要以呼吸系统症状和消化系统症状为主，严重时可出现心血管系统的表现。急性创伤性膈疝和慢性创伤性膈疝的临床表现也有所不同，下面分别介绍：

（一）急性创伤性膈疝

1. 呼吸急促和呼吸困难

创伤导致膈肌的破裂和疝囊急性扩张，腹腔内容物压迫肺，造成吸气时肺舒展受限，从而影响肺的通气功能，导致呼吸急促和呼吸困难。

2．胸痛和腹痛

疝囊的急性扩张和破裂对周围组织产生牵拉和压迫引起胸痛和腹痛，疼痛的程度和部位取决于疝囊的位置和大小。

3．心悸和胸闷

膈疝可能对心脏产生压迫，导致心悸和胸闷的症状，严重时可出现血压下降。

4．腹膜刺激征

急性创伤性膈疝，疝内容物破裂如肠管破裂可引起腹膜刺激征，患者出现腹痛、腹肌紧张、反跳痛等。

5．胃肠道症状

胃肠道异位疝入胸腔可导致非特异性消化系统症状，如反酸、恶心、呕吐、胃灼热感等。

6．体表肿块

急性膈疝可能导致腹腔脏器急性移位，形成体表的隆起。

7．全身性症状

患者可出现发热、寒战、恶心、出汗等全身性症状，特别是当合并有腹腔内脏器的破裂和感染时。

（二）慢性创伤性膈疝

慢性创伤性膈疝患者的临床表现多种多样，除了上述的症状，慢性创伤性膈疝有自己的特点。

1．隐匿性体征

慢性创伤性膈疝的症状可较轻或者完全没有症状，仅在体格检查时出现一些隐匿性体征，如在胸部听见肠鸣音。

2．逐渐加重的呼吸道症状

在深呼吸或用力呼吸时，患者可能出现呼吸急促、呼吸困难等症状。最初表现为运动耐力下降，后逐渐进展为在静息状态下的呼吸困难。

3．吞咽困难

疾病发展过程中,膈疝逐渐对食管产生压迫导致吞咽困难。

五、诊断

创伤性膈疝的诊断要点为：①既往有钝性或穿透性胸部或胸腹部创伤史；②腹腔内脏器疝入胸腔。

由于创伤性膈疝缺乏特异的临床表现，且容易并发大出血、胸腹腔脏器损伤，其临床表现往往被掩盖，从而造成漏诊或误诊。有相关研究报道此病漏诊率达50%，病死率高达

34%。传统的急性穿透性胸腹部创伤的处理通常需要及时的手术探查，这导致在这种情况下膈肌受损更容易被识别。如今，对穿透性创伤的治疗更加偏向于保守治疗，这增加了漏诊的风险。所以，当患者有易造成膈肌损伤的创伤史时都应怀疑此疾病，并及时进行辅助检查，明确诊断。

用于诊断创伤性膈疝的辅助检查包括 X 线、CT、磁共振、探查性手术等。

1．X 线检查

X 线是急性创伤性膈疝的首选检查，因为急性创伤性膈疝患者往往合并多种胸腔和腹腔脏器的损伤，X 线不仅对膈疝的诊断有所帮助，也可以快速评估全身的情况。X 线下膈疝常表现为膈肌正常凸度和轮廓的丧失或患侧膈肌对比健侧升高 4~6cm。"项圈征"（collar sign）是创伤性膈疝的一个特殊的影像学征象，腹部脏器的局灶性胸内疝导致疝出器官周围的膈肌撕裂受压而形成异常狭窄。此外，还有一些特殊的征象，如在胸腔中看见留置的鼻肠管，在胸腔中看到胃肠道积气和气液平面。

2．CT 检查

CT 检查对膈肌损伤的敏感性和特异性都高于 X 线，临床上越来越多地使用此项检查。CT 中可观察到受伤处膈肌增厚（肌内血肿和水肿）和连续性中断、腹部内容物突到胸腔和腹部器官与后胸壁的异常接触。CT 上也可以观察到"项圈征",与"项圈征"相似的还有 2 个与肝疝相关的附加征象:疝出的肝脏突出膈肌的圆形部分称为"驼峰征";一条沿半膈缺损延伸的透亮线及周围疝出的肝组织称为"带状征"。

3. MRI 检查

主要用于诊断慢性创伤性膈疝。MRI 能够清晰地将膈肌与邻近组织,如肺和肝脏区分开来,从而显示膈肌缺损和突出的组织。因此,在没有膈疝的情况下,膈肌破裂往往可以从 MRI 上诊断出来。

4. 探查性手术

尽管近年来影像学尤其是 CT 对提示急性创伤性膈疝非常有效,但仍有 57.1%的膈疝仅通过手术探查发现。因此,开胸或开腹手术仍是 TDI 诊断的金标准。在一些血流动力学稳定且不需要手术干预来处理相关损伤的患者中,可使用腹腔镜或胸腔镜探查膈肌。

5. 其他

一些辅助检查方法,如床边 B 超,上消化道造影,诊断性腹腔灌洗术等对创伤性膈疝的诊断也有一定价值,但较少使用。

六、鉴别诊断

值得注意的是急性创伤性膈疝时，其常伴发周围脏器损伤，如肋骨骨折、肺挫裂伤导致的胸腔积液、脾破裂等，这些损伤常和创伤性膈疝的影像学表现易混淆，难以鉴别。

1. 肋骨骨折

肋骨骨折通常伴有明显的胸痛，在呼吸运动时加重。胸部 X 线或 CT 扫描可以显示肋骨骨折的断裂线。

2. 胸腔积液

胸腔积液在 X 线或 CT 扫描上呈现下肺野均匀的致密度影，液气胸时还会有气液平面，与膈疝相似。通过胸腔穿刺或胸腔引流等检查可以帮助鉴别。

3. 胸膜粘连

胸膜粘连可能导致胸腔内脏器受限于胸膜表面，呈现类似膈疝的临床表现。通过胸腔镜检查等可以帮助鉴别。

4. 其他来源的疝和先天性膈疝

如先天性后位胸腔膜腹膜疝（Bochdalek hernia），先天性前位横膈膜 Morgagni 疝（Morgagni hernia）和巨大食管裂孔疝。Bochdalek 疝通常位于膈肌的后位外周区域，多发生在左侧。Morgagni 疝通常位于膈肌的前位中线区域，多发生在右侧，其疝囊通常较小，临床症状通常较轻微，一些患者可能无症状。

七、治疗

创伤性膈疝一旦发生，无论疝囊大小，不能自愈，所以其治疗方式主要是手术治疗。手术内容包括将内脏器官复位和闭合膈肌缺损。对于合并多发脏器损伤者，遵循先重后轻的原则，先处理致命伤，再处理膈疝；对合并休克的患者应积极抗休克同时准备手术。其手术方式有很多，具体的手术方式应根据患者的病情、症状、膈疝类型和大小等因素来决定。

（一）手术路径

创伤性膈疝的手术路径有经腹、经胸和胸腹联合 3 种，目前并未有确切证据表明有哪种方式是更好的入路方式。有研究表明，10% 的腹腔入路需要开胸，15% 的胸腔入路需要进一步开腹，但两者之间无统计学差异。经腹切口常采用上腹旁正中切口，经胸切口采用第 6 肋或第 7 肋间后外侧切口。

虽然总的来说经腹、经胸入路没有谁占绝对优势，但在一些情况下还是有倾向性的。例如：①右侧膈疝手术因为腹部有肝脏的遮挡经胸操作更加便利。②急性创伤性膈疝时常伴有腹部脏器的损伤，此时经腹操作有助于判断腹腔脏器的情况。③慢性创伤性膈疝常伴有严重的胸腔粘连，经腹手术无法游离胸腔粘连，此时经胸操作更加有优势。

（二）手术方式

传统开放式手术，一直是创伤性膈疝修复的标准方法，因为它能够提供即时的探查和修复膈肌缺损，对合并多发伤、大出血患者的抢救有着积极作用。然而，传统手术与较大的创伤、较长的恢复时间和患者耐受性差相关联。近年来，随着腔镜技术的发展，其在创伤性膈疝上的应用也逐渐流行起来。一般来说，对于血流动力学稳定、影像学检查不能确定但高度怀疑膈疝者可采用胸腔镜或腹腔镜进行诊断和治疗。对于处于潜伏期的慢性膈疝患者也可以考虑使用腔镜技术进行治疗。相较于传统手术，腔镜在手术过程中对呼吸、消化和循环功能的影响较小，造成的外科创伤较小，美容效果也较好。尽管微创方法越来越受欢迎，但这项技术也会造成一些并发症如气胸、气体栓塞等。

（三）修补技术

修补技术主要包括直接修补和网片修补。

小的膈肌缺损可以使用不可吸收缝合线直接进行间断

的缝合修复，较大的缺损将需要单层或双层的间断八字缝合或床垫缝合（Mattress sutures），这些方法将解决膈肌的大多数穿透性创伤。然而，由高能量挤压或创伤减速机制引起的横膈膜爆裂损伤经常导致膈肌从其胸壁附件中撕脱，使得简单的缝合修复效果较差。在这种情况下，需要使用水平床垫缝合进行修复以固定肋骨周围的横膈膜，如果此时存在并发的连枷段，还需要对这些骨头进行钢板内固定术。

如果直接修复有明显的张力，或者缺陷太大以至于无法直接修复，则只能使用假体材料。目前已有许多不同的人工修复材料，如美斯林网格（mersilene mesh）、聚四氟乙烯（PTFE）、双层网格（Duo-mesh）、聚丙烯或聚二氧噻嗪补片（polypropylene or polydioxanone patches）成功应用于膈疝的修复中。尽管一些学者主张使用假体网片来实现大膈肌缺损的无张力修复，但其在急性情况下使用假体还有待商榷。使用假体可能有助于慢性膈肌损伤的修复，但在急性情况下，尤其是腹部存在空腔脏器损伤时，假体感染的概率很高。

（四）术后处理

创伤性膈疝的术后注意事项包括以下几个方面：

1．限制体力活动

患者应避免进行剧烈的体力活动，以减少对膈肌的压力。

2．避免加重腹内压

患者应避免剧烈咳嗽、用力排便等加重腹内压的行为，以减少对膈疝的进一步压力。患者应进食软食，减少胃肠道刺激，减少便秘的发生。

3．对症治疗

根据患者的具体症状，可以给予相应的对症治疗，如合并胃食管反流症状的患者，给予质子泵抑制（PPIs），腹痛者使用止痛解痉药缓解腹痛，胸闷者吸氧缓解胸闷。

4．观察和随访

手术后的患者还需要进行定期的观察和随访，包括评估患者的症状、体征、生命体征等情况，并进行影像学检查如X 线、CT 检查等。

参考文献

1. Gu P, Lu Y, Li X, et al. Acute and chronic traumatic diaphragmatic hernia: 10 years' experience. PloS One, 2019, 14(12):e0226364.

2. Eren S, Kantarci M, Okur A. Imaging of diaphragmatic rupture after trauma. Clin Radiol, 2006, 61(6):467–77.

3. Turmak M, Deniz MA, Özmen CA, Aslan A. Evaluation of the multi-slice computed tomography outcomes in diaphragmatic injuries related to penetrating and blunt trauma. Clin Imaging, 2018, 47:65–73.

4. Carter BN, Giuseffi J, Felson B. Traumatic diaphragmatic hernia. Am J Roentgenol Radium Ther, 1951, 65(1):56–72.

5. Leung VA, Patlas MN, Reid S, Coates A, Nicolaou S. Imaging of Traumatic Diaphragmatic Rupture: Evaluation of Diagnostic Accuracy at a Level 1 Trauma Centre. Can Assoc Radiol J J Assoc Can Radiol, 2015, 66(4):310–7.

6. Ward RE, Flynn TC, Clark WP. Diaphragmatic disruption secondary to blunt abdominal trauma. J Trauma, 1981, 21(1):35–8.

7. Lesquereux Martínez L, Parada González P, Puñal Rodríguez JA, Matínez Castro JJ. [Delayed diagnosis of a post-traumatic diaphragmatic hernia]. Cirugia Espanola, 2011, 89(9):e6.

8. Hanna WC, Ferri LE, Fata P, Razek T, Mulder DS. The current status of traumatic diaphragmatic injury: lessons learned from 105 patients over 13 years. Ann Thorac Surg, 2008, 85(3):1044–8.

9. Silva GP, Cataneo DC, Cataneo AJM. Thoracotomy compared to laparotomy in the traumatic diaphragmatic hernia. Systematic review and proportional methanalysis. Acta Cir Bras, 2018, 33(1):49–66.

10. Meyer G, Hüttl TP, Hatz RA, Schildberg FW. Laparoscopic repair of traumatic diaphragmatic hernias. Surg Endosc, 2000, 14(11):1010–4.

（朱锦辉　陈曦）

腹腔镜食管裂孔疝修补术

一、概述

　　食管裂孔疝是指部分胃经膈食管裂孔进入胸腔的疾患。正常食管裂孔由左膈肌第 1 至第 4 腰椎向前分为左右两翼，亦可起于左膈肌(第 1 至第 3 腰椎前)，犹如围绕颈而形成，裂孔纵径 3～5cm，横径 2cm。在食管裂孔处有数层组织，如胸膜，纵隔脂肪、胸内筋膜、腹内筋膜等，将胸腔与腹腔分隔。食管裂孔在反流中有重要作用，胃食管结合部周围膈食管裂孔的肌肉如同弹簧夹，其有节律地收缩与吸气运动同步。食管裂孔周围肌肉收缩时向下牵拉食管并增加其弯曲角度，有助于食管下段关闭，从而防止了胃食管反流。

　　食管裂孔疝按其病因可分：先天发育异常及后天因素。先天因素，包括胃和食管周围韧带发育不良；食管周围左、右膈脚肌纤维发育异常；胚胎期胃向尾端迁移至腹腔过程延迟，由于胃向尾端迁移时发生停顿，致使胃停留在胸腔内，食管的延长停顿、胃和食管接合部位在膈肌上方，故有些先

69

天性食管裂孔疝同时伴有短食管畸形。病理分型为：Ⅰ型先天性短食管性裂孔疝，Ⅱ型食管旁裂孔疝，Ⅲ型食管胃滑动疝，Ⅳ型混合型。

其临床表现主要由于胃内容物反流刺激或腐蚀食管引起，表现为胸骨后上腹部不同程度的不适感、灼热感及疼痛，常出现在饱食之后。如在进食后立即平卧则症状加重，而站立时症状可以减轻。

具有典型临床症状的患者常需手术治疗，腹腔镜下食管裂孔疝修补+胃底折叠术为经典的微创手术。

二、手术指征

适应证：确诊的先天性胸腹裂孔疝；具有明显症状的成人食管裂孔疝，并且心肺功能可耐受全身麻醉。

三、术前准备

胸部 X 线或螺旋 CT 检查确诊。术前给予禁食、胃肠减压、吸氧，根据血气分析结果纠正酸中毒，抗炎。

四、手术技巧

（一）麻醉和体位

采用气管内插管全身麻醉。取仰卧两腿分开体位，头高足低 30º，气腹完成后左侧膈疝手术台向右侧倾斜 30º。

（二）布局和站位

术者位于患者右侧，第一助手位于患者左侧，扶镜手站在两腿中间。

（三）手术步骤

1. 建立气腹

脐孔穿刺，建立气腹，维持腹内压在 12~15mmHg。

2. 戳孔选择

通常需 5 个戳孔，近来也有单孔或者机器人手术。机器人手术戳孔大致同腹腔镜，单孔的一般经脐部。①脐孔行 10mm 戳孔用于放置镜头，通常选用 30º 镜；②脐与剑突中点偏右侧置一 5mm 戳孔，作为副操作孔；③左肋缘下 5mm 戳孔，用拨棒或牵开器挡开肝脏；④左上腹 10mm 戳孔作为主操作孔；⑤左中腹 5mm 戳孔，用于牵拉或者推开肠管、网膜。戳孔分布如图 13 所示：

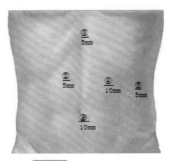

图 13　戳孔分布

　　根据术者习惯，还可以采用上腹部经典的 5 孔法，具体如下：①脐孔行 10mm 戳孔用于放置镜头，通常选用 30° 镜；②右侧锁骨中线肋缘下 3~5cm 置一 5mm 戳孔，作为副操作孔；③第①和②戳孔连线中点往右侧 2cm 置 10mm 戳孔，作为主操作孔；④与③戳孔对称稍偏左侧置 5mm 或 10mm 戳孔，作为助手的副操作孔，在行胃底折叠或膈肌缝合时可作为主操作孔；⑤与②戳孔对称并偏左侧置 5mm 戳孔，助手可用来挡肝脏及提拉组织等操作。戳孔分布如图 14 所示：

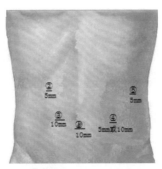

图 14　戳孔分布

3. 手术操作

首先探查腹腔，用金属拨棒挡开肝脏，打开小网膜囊，找到右侧膈肌脚，将疝内容物拖回腹腔。沿右侧膈肌脚分离胃食管结合部右侧疝囊，并向左侧拓展。沿着左侧膈肌脚向头侧游离周围组织，可显露食管裂孔疝缺损部位（图15）。

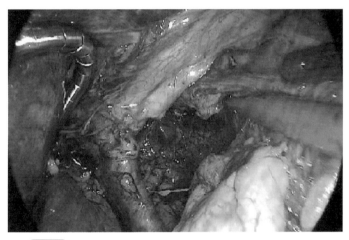

图15 分离粘连，从右侧显露食管裂孔疝缺损部位

右侧游离胃右侧上部及贲门上方约5cm食管，将胃向右侧翻转，游离胃底及左侧胃食管结合部。离断胃底部与脾脏上极的胃短血管，胃后血管，完全游离胃底部。并向头侧拓展，至贲门上方约5cm。部分先天性短食道的可适当延长食管的游离长度，以贲门能下移至膈肌以下为宜（图16）。少数不能下移至膈肌以下，亦不勉强，为防止反流，均建议行胃底折叠（图17、图18）。

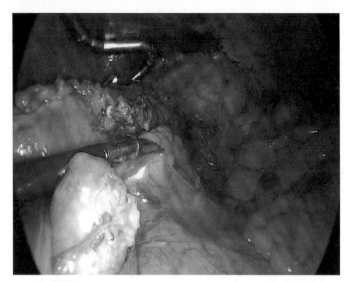

图 16　游离胃底，将胃向右侧翻转，从左侧
　　　　游离胃底及胃食管结合部

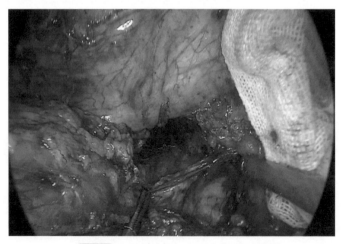

图 17　从左侧游离胃食管结合部

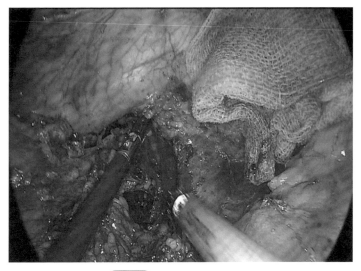

图 18 从左侧游离食管

　　充分显露裂孔（图 19），根据裂孔的大小决定直接缝合或者补片无张力修补。疝孔周围膈肌较肥厚，直接缝合张力不大，可予间断或连续缝合（图 20），关闭裂孔，食管和关闭后的裂孔不宜过紧，保留一定的间隙，防止食管狭窄。可术中放置 24F 硅胶管进行支撑。若缝合后膈肌薄弱，或裂孔较大，需予补片加固。一般小儿先天性食管裂孔疝可直接缝合，不需借助补片。

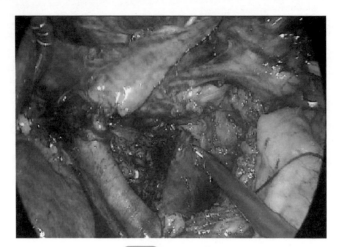

图 19　显露裂孔

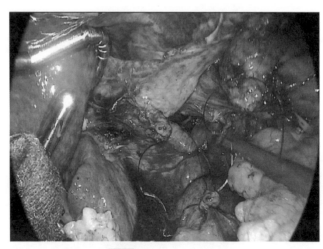

图 20　关闭食管裂孔

将胃底从胃后方隧道推向右侧，跟左侧胃壁进行缝合

（间断和连续均可），相当于 360°的折叠。折叠宽度 2~4cm，不宜过紧，防止术后吞咽困难（图 21、图 22）。

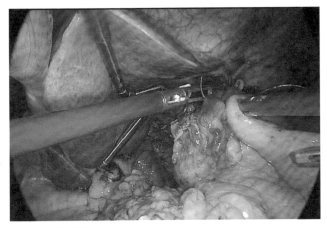

图 21　胃底 360°折叠，胃壁进行缝合

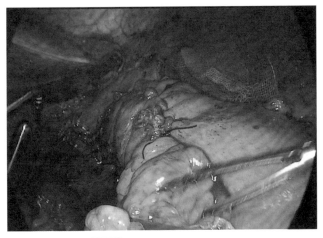

图 22　胃底折叠后的图片

　　将防粘连补片进行修剪，对食管裂孔旁的膈肌进行加固，加固一般采用"O"形或者"U"形方式（图23）。

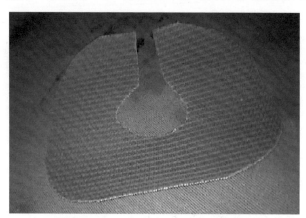

图23　拟"O"形修补裁剪的补片

　　将补片围绕食管铺平，通过缝合或螺旋钉进行补片固定（图24、图25）。

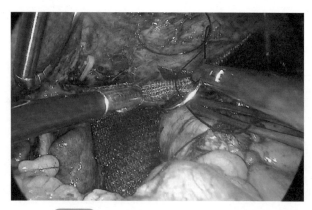

图24　缝合或螺旋钉进行补片固定

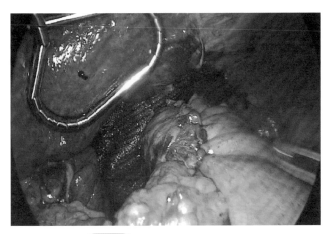

图 25　手术完成后的术野

最后，关闭气腹，可放置腹腔引流，一般不放置胸腔引流。

五、术后处理

围手术期应用抗生素预防感染；加强护理，减少肺不张的发生；早期下床活动，肛门排气排便后逐渐进食；加强对伴随疾病，如心肺疾病的治疗。

六、并发症

1. 食管狭窄

裂孔关闭过紧或者胃底折叠缝线过于靠近食管，导致食管部位外压狭窄。术中建议使用食管支撑管，手术结束拔除，并且关闭膈肌裂孔或者胃底折叠时保留食管周围一定的间隙。出现狭窄可通过内镜进行扩张，但很多患者症状明显，预防为主，原则上"宁松勿紧"。

2. 食管反流

食管裂孔疝常常合并食管反流，折叠过松可导致抗反流效果不佳，仍有反流的的症状，主要表现为胸骨后烧灼感，胸骨后疼痛等。

3. 肺不张

是膈肌修补术后较常见的并发症。由于术中分离疝囊，部分可致疝囊破裂，胸腹腔相通。气腹通过通道可压迫肺脏，容易导致肺不张。一般不严重，必要时可放置胸腔闭式引流。

4. 气腹相关的并发症

如皮下气肿，高碳酸血症等。术后血气分析等检查，发现高碳酸血症予相应处理。

5. 出血

损伤脾脏，胃短血管结扎脱落等都可导致术中或术后出血。术中在处理左侧胃食管结合部和胃底时需小心牵拉，胃短血管可用血管夹夹闭。手术后严密检查，术后量较大的出血常需二次手术。

6. 食管、肠道损伤

术中仔细操作，避免损伤发生，术后注意腹部体征，必要时腹部立位平片检查明确诊断。出现消化道漏后往往需要二次手术，后果非常严重，因此要重在预防。

参考文献

1. Shapiro M, Lee BE, Rutledge JR, et al. The Use of Standardized Measures to Predict and Assess Quality of Life after Laparoscopic Hiatal Hernia Repair ［J］. Am Surg,2018,84(6):789-795.

2. Satoskar S, Kashyap S, Chang A, et al V.Hybrid hiatal hernia repair: is it cost-effective?J Robot Surg, 2022, 16(6):1361-1365.

3. Ardu M, Bisogni D, Bruscino A, et al. Laparoscopic giant hiatal hernia repair with absorbable mesh.J Minim Access Surg, 2022, 18(2): 248-253.

4. Guan L, Nie Y, Yuan X, et al. Laparoscopic repair of giant hiatal hernia for elderly patients. Ann Transl Med, 2021, 9(8):704.

5. Dunn CP, Zhao J, Wang JC, et al. Magnetic sphincter augmentation with hiatal hernia repair: long term outcomes.Surg Endosc, 2021, 35(10):5607-5612.

6. Ehlers AP, Bonham AJ, Ghaferi AA, et al. Impact of hiatal hernia repair technique on patient- reported gastroesophageal

reflux symptoms following laparoscopic sleeve gastrectomy.Surg Endosc, 2022, 36(9):6815-6821.

7. Hadaya J, Handa R, Mabeza RM, et al. Surgeon specialty does not influence outcomes of hiatal hernia repair.Surgery, 2022, 172(2):734-740.

8. Zaydfudim VM. Long-term outcomes in mesh versus no mesh laparoscopic repair of hiatal hernia.Surgery, 2021, 169(4):987.

9. Nwokedi U, Nguyen DT, Meisenbach LM, et al. Short-term outcome of routine use of EndoFLIP during hiatal hernia repair. Surg Endosc, 2021, 35(7):3840-3849.

10. Navaratne L, Ashrafian H, Martínez-Isla A.Quantifying tension in tension-free hiatal hernia repair: a new intra-operative technique.Surg Endosc, 2019, 33(9):3040-3049.

（朱锦辉　崔新华）

特殊类型的膈肌疾病——食管裂孔疝

食管裂孔疝（Hiatal hernia）是指由于某些原因导致膈肌食管裂孔、膈下食管与胃之间结构发生异常，出现腹腔内脏器（主要是胃）随腹压升高通过膈食管裂孔而进入纵隔，以及可伴有胃内容物向食管反流所导致的疾病。食管裂孔疝在膈疝中最常见，欧美地区发病率约为 0.5%，国内因消化道症状就诊患者中该病占 5%~20%，女性患者多于男性，发病率随年龄增长而增加。该病患者大多数无症状或轻微症状，少数患者症状明显。食管裂孔疝的主要危险因素包括随着年龄增长而出现的食管下括约肌松弛、肥胖、妊娠、腹水。此外，先天发育、胸腹部外伤、脊柱侧凸、特殊类型的手术均可能导致食管裂孔疝的发生。

一、病理分型

膈食管裂孔的扩大，膈肌脚薄弱，致使腹腔脏器随腹压升高经扩大的食管裂孔进入纵隔，进而出现胃食管反流、食管炎等病理改变。目前病理分型方法较多,常见的有 Akerlund 分型、Shinner 分型、Allison 分型以及 Barrett 分型。依据解剖缺陷和临床表现,将食管裂孔疝分为 4 型(Shinner 法):

1. 滑动型食管裂孔疝(I 型)

食管裂孔轻度扩张,膈食管韧带变薄,胃食管连接部迁移至膈肌上方,胃保持其正常形态,胃底低于胃食管连接部,伴有不同程度的胃食管反流,大约 95% 的食管裂孔疝为 I 型疝。

2. 食管旁疝(II 型)

膈食管韧带缺损,有腹膜形成疝囊,胃食管连接部保持在其正常的解剖位置,部分胃底通过薄弱的膈肌裂孔食管旁疝入胸腔,患者可无胃食管反流症状。

3. 混合型(III 型)

食管裂孔滑动疝与食管旁疝同时存在,胃食管连接部与胃底一起通过食管裂孔疝入胸腔,胃食管连接部及胃底均低于膈肌,伴有胃食管返流症状。

4. 多器官型(IV 型)

该型食管裂孔疝的特点是除了胃以外,还有其他腹腔脏器疝入胸腔,如部分小肠、结肠以及大网膜等。

二、临床表现

食管裂孔疝的患者大多数是可无症状或轻微症状，主要临床症状为消化道及呼吸道症状。

1. 消化道症状

婴幼儿患者多数表现为呕吐，成人患者多数表现为胃食管反流可出现胃酸或烧心，严重患者因反复食管炎症导致食管狭窄而出现吞咽困难、或消化道出血而出现缺铁性贫血。多器官型患者因小肠或结肠疝入可能出现肠扭转或肠梗阻。

2. 呼吸道症状

由于多数食管裂孔疝存在胃食管反流或咽喉反流，部分患者因此可出现慢性咳嗽，夜间较频繁，严重时因反复反流误吸可出现经久不愈的上呼吸道感染。由于腹腔压力升高，腹腔脏器疝入胸腔时亦可出现胸闷、气促、肺部呼吸音减弱。巨大型食管裂孔疝可能导致肺膨胀不全、心脏明显移位而出现胸痛、呼吸困难等。

三、诊断

临床症状明显的食管裂孔疝相对少见，诊断上存在一定困难。对于年龄较大的、有胃食管反流症状的患者需考虑此病可能。体格检查对食管裂孔疝的诊断往往没有明显帮助，借助 X 线钡餐造影、食管内镜、食管压力及 pH 测定有助于该病诊断。

1. X 线钡餐

通过胸部 X 线可以观察到腹腔内脏器进入胸腔的情况，了解胃食管连接部位置，审察是否有小肠、结肠疝入胸腔，动态观察钡剂可以了解食管肌层运动是否异常。对于存在急性胃出口梗阻等患者，行钡剂检查时需警惕避免出现吸入性肺炎。

2. 食管内镜及活检

食管内镜检查可直观观察食管黏膜，了解有无充血、水肿、出血、糜烂以及贲门松弛度。内镜下的活检对诊断食管炎症有高度的特异性及敏感性，有助于炎症程度的判断及治疗。

3. 食管压力及 pH 测定

食管压力测定可显示膈肌水平，呼吸反转点和食管下括约肌的位置，新的高分辨食管测压技术可计算食管裂孔疝的滑动尺寸。pH 监测有助于了解胃食管反流暴露情况，是考虑手术干预滑动型食管裂孔疝的重要术前准备。

四、治疗

治疗的目的是消除反流、缓解压迫、预防食管炎及胃扭转嵌顿。治疗方式的选择需根据疝的类型、胃食管反流程度以及临床症状的轻重来决定。

1. 内科治疗

对于无症状或轻微症状的滑动型小裂孔疝患者可选择内科治疗。主要治疗原则包括消除疝的形成因素（主要是腹腔压力升高的因素）、控制胃食管反流、促进食管蠕动以及抑制胃酸分泌。

生活方式的改变是内科治疗的重要部分，主要包括：①少量多餐，以低脂、高蛋白质饮食为主，避免咖啡，浓茶，巧克力、饮酒等，避免餐后运动或平卧；②肥胖患者应控制体重，长期便秘、咳嗽、排尿不畅等增加腹内压因素应设法治疗；③避免睡前进食，睡眠时取头高足低位。

对于存在反酸、烧心、胸痛等胃食管反流症状患者，可选择质子泵抑制剂、H_2 受体阻滞剂、促肠动力药以及食管黏膜保护剂等。疗程通常为 3 个月左右。

2. 外科治疗

对于 II 至 IV 型食管裂孔疝，由于存在嵌顿、梗阻、扭转、穿孔、出血等风险，目前主张手术治疗。对于内科治疗反流效果不佳的 I 型疝，根据食管压力测定及 pH 测定结果，判断是否能从抗反流手术中获益。对于因食管裂孔疝而出现急性胃扭转、肠梗阻的患者，根据需要可有限切除部分胃或肠道。

食管裂孔疝可有效地经胸或经腹入路修复。腹腔镜手术之于开放手术更具优势，可减少围术期不良事件发生率及缩短住院时间，是目前首选的手术方法。如术中明显出血、致密粘连或脾损伤时，开放手术可作为腹腔镜手术的必要补充。

手术干预包括食管裂孔修补及胃底折叠。胃底折叠是必要的抗返流操作，对于没有反流症状的食管旁疝患者是否需进行胃底折叠尚存争议。根据术前测压数据可指导胃底折叠包绕食管的程度，但个体化胃底折叠术式(包括 Nissen、Toupet、Dor 等）的选择方面仍缺乏有力证据。

参考文献

1. Yu HX, Han CS, Xue JR, Han ZF, Xin H.Esophageal hiatal hernia: risk, diagnosis and management.Expert Rev Gastroenterol Hepatol, 2018, 12(4):319-329.

2. Kim P, Turcotte J, Park A.Hiatal hernia classification-Way past its shelf life. Surgery, 2021, 170(2):642-643.

3. Rochefort M, Wee JO. Management of the Difficult Hiatal Hernia.Thorac Surg Clin, 2018, 28(4):533-539.

4. Straatman J, Groen LCB, van der Wielen N, Jansma EP, Daams F, Cuesta MA, van der Peet DL.Treatment of paraesophageal hiatal hernia in octogenarians: a systematic review and retrospective cohort study.Dis Esophagus, 2018, 31(7).

5. Sfara A, Dumitrascu DL. The management of hiatal hernia: an update on diagnosis and treatment.Med Pharm Rep, 2019, 92(4):321-325.

6. Rodríguez de Santiago E, Albéniz E, Estremera-Arevalo F, Teruel Sanchez-Vegazo C, Lorenzo-Zúñiga V.Endoscopic anti-reflux therapy for gastroesophageal reflux disease.World J Gastroenterol, 2021, 27(39):6601-6614.

7. Linnaus ME, Garren A, Gould JC. Anatomic location and mechanism of hiatal hernia recurrence: a video-based assessment. Surg Endosc, 2022, 36(7):5451-5455.

8. Laxague F, Sadava EE, Herbella F, Schlottmann F.When should we use mesh in laparoscopic hiatal hernia repair? A systematic review.Dis Esophagus, 2021, 34(6):doaa125.

9. Wang Y, Lv Y, Liu Y, Xie C.The effect of surgical repair of hiatal hernia (HH) on pulmonary function: a systematic review and meta-analysis.Hernia, 2023, doi: 10.1007/s10029-023-02756-5.

10. Omura N, Tsuboi K, Yano F.Minimally invasive surgery for large hiatal hernia.Ann Gastroenterol Surg, 2019 Jul, 3(5): 487-495.

（朱锦辉）

儿童腹腔镜食管裂孔疝修补术

一、概述

儿童腹腔镜食管裂孔疝修补术其临床症状在儿童表现通常不典型，小年龄患儿通常仅有不明原因的缺铁性贫血、频繁呕吐、生长缓慢、吸入性肺炎等，通常在较大的儿童方始出现症状，如上腹部烧灼感、疼痛、嗳气或吞咽困难等。主要由于胃内容物反流刺激或腐蚀食管引起，表现为胸骨后上腹部不同程度的不适感、灼热感及疼痛。常出现在饱食之后、平卧位、夜间为重。也有无任何临床表现行辅助检查时发现合并食管裂孔疝。

Ⅰ型食管裂孔疝患儿首选保守治疗，多采用 30°~45° 头高卧位、母乳喂养、少吃多餐、逐步增加喂养、完成喂养后拍背、服用促胃动力药物等方式。经保守治疗无效、出现严重并发症及其他类型食管裂孔疝患儿需手术治疗。腹腔镜下食管裂孔疝修补+胃底折叠术为经典的微创手术。

二、手术指征

1. 经饮食、体位和药物治疗 6~8 周未改善。

2. 患儿体重进行性下降，生长发育受限。反复便血、呕血导致严重贫血。

3. 反复呼吸道感染、气道梗阻、哮喘和慢性肺部炎症，食管镜下检查有中毒食管炎、溃疡或狭窄。

4. 除Ⅰ型外的食管裂孔疝为避免胃扭转、坏死，危及生命，应及时手术。

5. 食管裂孔疝出现胃急性嵌顿绞窄应急诊手术。

三、术前准备

术前有食管、胃的 X 线造影检查明确食管裂孔疝的严重程度及类型。纠正水和电解质紊乱、贫血、营养不良。新生儿需补充维生素 K。术前置鼻胃管、导尿管。备直径与患儿年龄相符食管支撑管入手术室（新生儿 24 号支撑管，1 岁 32 号支撑管，1 岁后每增加 1 岁加 2 号）。

四、手术技巧

1. 建立气腹

脐孔穿刺，建立气腹。婴幼儿设定为 8~10mmHg，大龄儿童设置为 12~15mmHg。

2. 戳孔选择

通常需 5 孔法及 4 孔法，近来也有单孔或者机器人手术。

机器人手术戳孔大致同腹腔镜，单孔的一般经脐部。①脐孔行 5 mm 直视下置入 5mmTrocar 戳孔用于放置镜头，通常选用 30° 镜；②平脐右锁骨中线处置入 5mmTrocar 放置肝页推开器（如 4 孔法可省略肝叶推开器 Trocar，将腹壁与膈肌裂孔出韧带悬吊牵引肝左叶）；③平脐左侧锁骨中线处置入 5mmTrocar 放置抓钳用于牵拉或推开肠管、网膜；④上腹部正中线右侧经腹直肌外缘置入 5mmTrocar 为主操作孔；⑤上腹部正中线左侧腹直肌外缘置入 5mmTrocar 为副操作孔。

戳孔分布图示如图 26 所示：

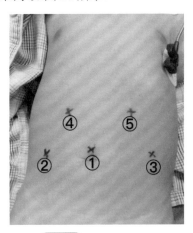

图 26 戳孔分布

3．手术操作

首先探查腹腔，挡开肝脏（图 27），或者悬吊腹壁及膈肌裂孔处韧带。暴露食管裂孔部膈顶，打开小网膜囊，找到右侧膈肌脚，将疝内容物拖回腹腔。沿右侧膈肌脚分离胃食管结合部右侧疝囊，并向左侧拓展。沿着左侧膈肌脚向头侧游离周围组织，可显露食管裂孔疝缺损部位（图28、图29、图30）。

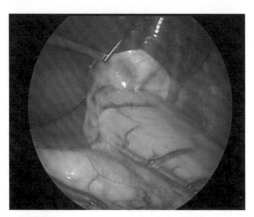

图 27　挡开肝脏暴露食管裂空部膈顶

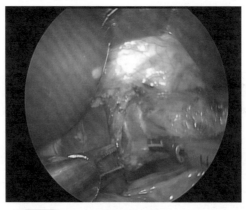

图 28　从右侧显露食管裂孔疝缺损

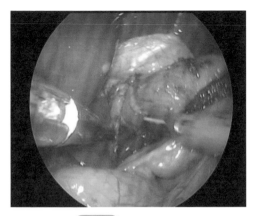

图 29 游离疝囊

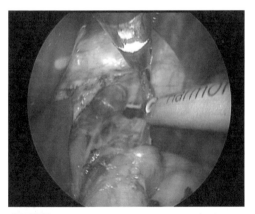

图 30 从左侧游离胃底及胃食管结合部

右侧游离胃右侧上部及贲门上方大于 3cm 食管，将胃向右侧翻转，游离胃底及左侧胃食管结合部。游离胃底及脾胃韧带、胃短血管，完全游离胃底部。置入牵引带牵拉食管，并向头侧拓展，至贲门上方大于 3cm，松弛状态下食道下段、胃底不再牵拉入纵隔。部分先天性短食道的可适当延长食管的游离长度，以贲门能下移至膈肌以下为宜。少数不能下移至膈肌以下，亦不勉强，为防止反流，均行胃底折叠，儿童首选包绕较为松弛的 Nissen 术或 Ni-sen-Rossatti 术。

充分显露裂孔，不可惜吸收线于食管后根据裂孔大小间断缝合 1~3 针（图 31、图 32、图 33），关闭裂孔，食管和关闭后的裂孔不宜过紧，保留一定的间隙，防止食管狭窄。可术中放置支撑管进行支撑，新生儿选用 24 号（周径 24mm），1 岁 32 号，大于 1 岁，每增加 1 岁增加 2 号，以系膜裂孔完成缩窄缝合后抽动支撑管可顺利无明显阻力通过食管裂孔为宜。儿童先天性食管裂孔疝可直接缝合，通常不需借助补片。

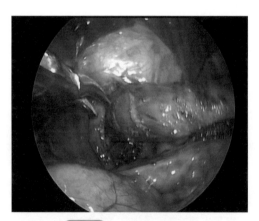

图 31 充分显露裂孔

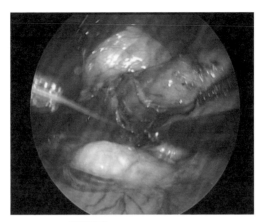

图 32 　缝合修补裂孔

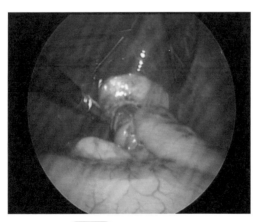

图 33 　行胃底折叠

五、术后处理

围术期应用抗生素预防感染；加强护理，减少肺不张的发生；禁食 12~24h 后开始经口进食，静脉补液维持 1~2d，对于术前一般情况较差患儿适当延长补液时间。监测患儿有无进食梗阻等因手术导致的食管狭窄及迷走神经损伤情况。

六、并发症

1. 食管损伤

术中仔细操作，避免损伤发生，术后注意腹部体征，必要时腹部立位平片检查明确诊断。如术中发现损伤可予以镜下修补，严重的食管损伤应及时中转开放进行修补。如术后出现食管瘘，多需二次手术，后果严重，重在预防。

2. 迷走神经损伤

避免过度紧贴食管进行游离，一旦怀疑损伤，尤其具有优势支的右侧迷走神经神经，如怀疑损伤，应行胃幽门成形术。

3. 食管狭窄

裂孔关闭过紧或者胃底折叠缝线过于靠近食管，导致食管部位外压狭窄。术中建议使用食管支撑管，手术结束拔除，并且关闭膈肌裂孔或者胃底折叠时保留食管周围一定的间隙，原则上"宁松勿紧"。出现狭窄可通过食管球囊进行扩张，扩张无效需再次手术解除狭窄原因。

4. 食管反流

食管裂孔疝常常合并食管反流，腹腔段食管过短、折叠过松、食管裂孔缩窄不够可导致抗反流效果不佳，仍有反流的的症状。大多数患儿可经保守治疗及生长发育得到改善，极少需再次手术治疗。

5. 裂孔疝复发

儿童腹腔镜下食管裂孔疝修补预后良好，复发率低，如食管裂孔疝复发可再次行腹腔镜下修补完成手术。

6. 肺不张

是膈肌修补术后较常见的并发症。由于术中分离疝囊，部分可致疝囊破裂，胸腹腔相通。气腹通过通道可压迫肺脏，容易导致肺不张。一般不严重，必要时可放置胸腔闭式引流。

7. 气腹相关的并发症

如皮下气肿，高碳酸血症等。术后血气分析等检查，发现高碳酸血症予以相应处理。

8. 出血

损伤脾脏，胃短血管结扎脱落等都可导致术中或术后出血。术中在处理左侧胃食管结合部和胃底时需小心牵拉，胃短血管可用血管夹夹闭；手术后严密检查，术后量较大的出血常需二次手术。

参考文献

1. Nowzaradan, Y. and P. Barnes, Laparoscopic Nissen fundoplication. J Laparoendosc Surg, 1993, 3(5): p. 429-38.

2. Pettersson, G.B., C.T. Bombeck and L.M. Nyhus, Influence of hiatal hernia on lower esophageal sphincter function. Ann Surg, 1981, 193(2): p. 214-20.

3. Ito, M., et al., Clinical guidelines for the treatment of congenital diaphragmatic hernia. Pediatrics International, 2021, 63(4): p. 371-390.

4. Okawada, M. Thoracoscopic repair of congenital diaphragmatic hernia in neonates: findings of a multicenter study in Japan. Surgery Today, 2021, 51(10): 1694-1702.

5. Ukiyama, E., Treatment for congenital diaphragmatic hernia: clinical guidelines. Pediatrics International, 2021, 63(4): 369-370.

6. 玉苏甫·阿克木等. 儿童开腹与腹腔镜食管裂孔疝修补+胃底折叠术的疗效比较. 中华胃食管反流病电子杂志, 2019, 6(01): 29-33.

7. 朱锦辉等. 巨大陈旧性创伤性膈疝腹腔镜下修补1例. 浙江医学, 2008, 30(10): 1100-1101.

8. 张颖等. 腹腔镜在先天性食管裂孔疝修补术中的应用. 中国微创外科杂志, 2009, 15(7): 585-586,602.

9. 吴晔明等. 儿童腹腔镜下胃底折叠术 10 年小结. 中国微创外科杂志, 2012, 12(6): 503-505.

10. 张玉, 吴继敏, 胡志伟. 抗反流手术适应证国际共识（2019）解读和评论. 中国普外基础与临床杂志, 2020, 27(05): 533-545.

（邵钱 朱锦辉）

腔镜先天性膈疝修补术

一、概述

先天性膈疝（congenital diaphragmatic hernia CHD）指腹腔内部分脏器穿过先天性发育不全的膈肌缺损进入胸腔的结构性出生缺陷，继而引起一系列病理生理变化的一种先天性疾病。发病率约 1/3300，如包括死产婴儿，发病率接近 1/2000。一般左侧多于右侧，左右侧发病比例约 6∶1，双侧少见约占 2%，合并其他畸形 30%~70%。目前新生儿监护质量提高、手术方式改进，CHD 预后好转，但病死率仍高达 20%~60%。目前认为，CHD 解剖特征为膈肌缺损，预后重要影响因素为合并肺发育不良和持续性肺动脉高压。CDH 的发病机制尚不清楚，目前认为遗传和环境因素等多因素的影响可能 CDH 的发病机制中起重要作用。

先天性膈疝有明确解剖上病变，一经确诊均需手术修补膈肌缺损。手术时机普遍认为心肺状态稳定后施行手术治疗，国内有部分学者支持延期 12~36h。目前手术方式包括开放经胸、腹膈疝修补术，微创腹腔镜和胸腔镜治疗。开腹开胸手术对病患创伤大，尤其一般情况较差患儿术后康复影响较大。有众多研究表明了腔镜手术治疗 CHD 的优势，相比传统开放式手术，腔镜手术具有创伤小、恢复快、住院时间短、能更早恢复喂养以及死亡率低的优势。目前公认，胸腔镜途径较腹腔镜途径在操作空间及观察视野上有优势：疝内容物回纳后胸腔空间得到释放；胸腔面手术对膈肌、疝囊组织的展开、折叠修补操作更顺利；胸腔镜手术中通过调节 CO_2 压力维持胸腹压力平衡方便修补膈肌缺损；胸腔镜手术减少脾脏、胃、肠管上移对膈肌缺损暴露的影响，但胸腔镜手术亦有无法探查腹腔脏器、缝合时因疝囊遮挡视野导致损伤肠管可能。目前腔镜下先天性膈疝修补发展迅速，胸腔镜下先天性膈疝修补术广泛应用于临床。

二、手术指征

确诊先天性膈疝均需手术治疗。①延期手术：伴有较严重肺发育不良、持续性肺动脉高压，紧急手术反而可能导致患儿病情恶化时，改善通气、纠正酸中毒、心肺支持、降低肺动脉压后进行手术；②急诊手术：出生 6h 内出现心肺受压等危机症状，或出现疝内物嵌顿绞窄，应急诊手术。

三、术前准备

产前超声、MRI，出生后呼吸困难、发绀、呕吐等症状并经胸部线、螺旋 CT 钡餐造影等检查确诊。术前给予禁食、抗炎、胃肠减压、呼吸机辅助同通气、吸氧、一氧化氮吸入、肺表面活性物质应用，根据血气分析结果适当应用血管活性药物，维持生命体征平稳。

四、手术技巧

（一）麻醉和体位

采用气管内插管全身麻醉。左侧膈疝右侧卧位，右侧膈疝左侧卧位。

（二）布局和站位

左侧膈疝时，术者位于患者左侧，扶镜手位于患者头侧；右侧膈疝时，术者位于患者右侧，扶镜手位于患者头侧。

（三）手术步骤

1. 建立气胸

于肩胛下角第 6 肋间置入视镜（需谨慎以避免疝内容物

损伤），CO_2 初始压力设置为 4~6mmHg。

2. 戳孔选择

目前通常为三孔法（图 34）：①于左侧肩胛下角第 6 肋间置入视镜；②第 7 肋间左侧肩胛下角线与脊柱连线中点置入 3mmTrocar；③第 7 肋间与左侧腋前线交点置入 3mmTrocar 作为主操作孔（右侧膈疝反之）。

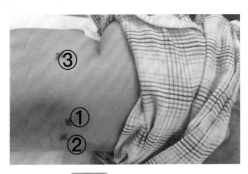

图 34　戳孔选择

3. 手术操作

首先探查胸腔后还纳疝内容物，胸腔正压后适当增加胸腔压力，一般对于有疝囊病例 CO_2 压力 8~10mmHg 时可见疝内容物自行复位，无疝囊病例 CO_2 压力达 14~15mmHg 时多可缓慢复位，无损伤钳轻柔推挤复位，最后残留胸腔组织多为肝脾脏组织，禁止钳夹，可抓钳抓取胃或其他肠管组织推动残余组织复位。有疝囊膈疝亦可通过牵拉疝囊复位疝内容物（图 35、图 36、图 37）。

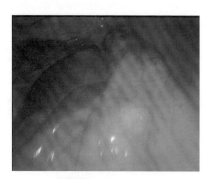

图 35　暴露疝囊

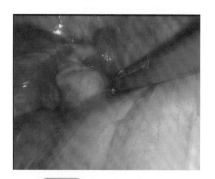

图 36　还纳疝内容物

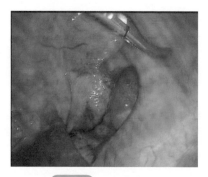

图 37　显露疝环

其次评估膈肌及侧胸壁，一般从缺损中点开始于腔镜下行 3-0prolene 线间断缝合，避免张力过大，注意避免进针过深损伤肠壁或脾脏。对于部分膈肌侧后缘几乎缺如患儿可行跨肋骨缝合；疝囊较大者折叠疝囊缝合，一般推向腹侧缝合。如膈肌发育薄弱、差且缺损较大时，可予以胸腔镜下补片修补。右侧膈疝通常较大，修补时要确切缝合膈肌缘，必要时使用补片修补（图38、图39）。

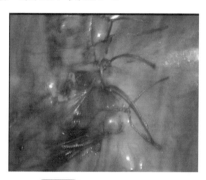

图38 缝合膈肌裂口

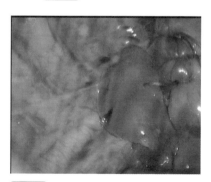

图39 合并隔离肺予以合并处理

最后，对于隔离肺等合并畸形如患者耐受可，可合并处理。关闭气胸，吸除胸腔气体，鼓肺，防止肺不张。

五、术后处理

术后一般不建议常规留置胸腔引流管，胸腔积气一般术后 2~3d 吸收。带管入新生儿监护室予以呼吸机辅助通气、生命体征监测。予以保暖、禁食、胃肠减压、维生素 K_1 使用、静脉营养支持。适当加强镇静、镇痛，一般不建议常规使用肌松药物。尽快复查 X 线片，维持血压、血糖、电解质稳定。轻症患者尽早撤机。

六、并发症

1. 肺发育不全、通气功能下降

是决定 CHD 预后的重要因素，围术期高频通气、体外模式氧合、肺表面活性物质的应用，不同程度提高了治疗效果。严重肺发育不良最根本的处理方式是肺移植手术。

2. 肺不张

是膈疝术后较常见的并发症。由于气腹通过膈疝疝环压迫肺脏，容易导致肺不张。术后胸腔闭式引流和鼓肺有利于减少肺不张的发生。

3．气胸相关的并发症

如皮下气肿，高碳酸血症等。术后血气分析等检查，发现高碳酸血症予以相应处理。

4．肠道损伤

术中仔细操作，避免损伤发生，术后注意腹部体征，必要时腹部立位平片检查明确诊断。出现消化道漏后往往需要二次手术，后果非常严重，因此要重在预防。

5．腹部脏器畸形

合并胃壁壁肌缺损、肠旋转不良等腹部脏器先天性畸形，手术本身缺陷发现困难，依赖术前诊断。有学者提示腹腔镜、胸腔镜联合治疗先天性膈疝。

6．神经发育障碍、喂养困难、神经骨骼发育畸形

定期复诊，评估生长发育，评估心脏彩超、肺功能通气和灌注扫描，定期检测术后健康状况，以便尽早发现术后多脏器畸形和及时专科干预。

参考文献

1. Ukiyama, E., Treatment for congenital diaphragmatic hernia: clinical guidelines. Pediatrics International, 2021, 63(4): 369-370.

2. Okawada, M. Thoracoscopic repair of congenital diaphragmatic hernia in neonates: findings of a multicenter study in Japan. Surgery Today, 2021, 51(10): 1694-1702.

3. McHoney, M., Congenital diaphragmatic hernia. Early Human Development, 2014, 90(12): 941-946.

4. 陈功, 郑珊. 先天性膈疝诊治中的若干争议问题. 临床小儿外科杂志, 2017, 16(1): 8-11.

5. Ito, M., et al., Clinical guidelines for the treatment of congenital diaphragmatic hernia. Pediatrics International, 2021, 63(4): 371-390.

6. 黄金狮等, 经胸腔镜手术治疗先天性膈疝的体会. 中华小儿外科杂志, 2012, 33(5): 340-343.

7. 马丽霜, 李龙. 腔镜手术与开放手术治疗新生儿膈疝的对比研究. 中华小儿外科杂志, 2014, (8): 599-602.

8. 吴雨昊等. 先天性膈疝微创手术及开放手术治疗效果的 Meta 分析. 临床小儿外科杂志, 2017, 16(01): 18-25+76.

9. 钟微. 先天性膈疝生后手术治疗的演变与评价. 中国微创外科杂志, 2015, (7): 655-657,669.

10. 于洁等. 胸腔镜手术治疗非新生儿期先天性膈疝 77 例. 临床小儿外科杂志, 2017, 16(2): 155-158.

（邵钱 朱锦辉）